Copyright (c) 1990 by **NOVAGENICS** Verlag, 5760 Arnsberg 1

Druck: DCV Verlagsanstalt, 4760 Werl

Dieses Werk, einschließlich aller seiner Teile, ist urheberrechtlich geschützt. Jede Verwertung außerhalb der engen Grenzen des Urheberrechts ist ohne Zustimmung des Verlages strafbar. Dies gilt insbesondere für Vervielfältigungen, Übersetzungen, Mikroverfilmungen sowie Einspeicherung und Bearbeitung in elektronischen Systemen.

Alle Ratschläge in diesem Buch sind von Autor und Verlag sorgfältig erwogen und geprüft, doch eine Garantie kann nicht übernommen werden. Eine Haftung des Autors bzw. des Verlages und seiner Beauftragten für Personen-, Sach- und Vermögensschäden ist ausgeschlossen.

POWER FOOD
Basisernährung für optimalen Muskelaufbau

Inhalt

Einleitung

Der Mensch - ein komplexer Organismus	15
Pflanzliche Nahrung - eine natürliche Basis	16
Natürliche Nahrung - Schlüssel zur Superkost	17
Besondere Substanzen im Getreide	17

1. Der Stoffwechsel

1.1	Die Aufgaben des Stoffwechsels	19
1.2	Vereinfachte Darstellung der Stoffwechselreaktionen	21
1.3	Energiebereitstellung durch Fett	24
1.4	Energiebereitstellung durch Kohlenhydrate	26
1.5	Die Bedeutung des Vitamin B-Komplex	26
1.6	Energiebereitsstellung durch Protein	27

2. Aminosäuren und Protein

2.1	Die Bedeutung des Proteins	29
2.2	Funktion des Proteins	32
2.3	Die Verwertung des Proteins im Körper	32
2.4	Zuviel Eiweiß ?	33
2.5	Wertigkeit und Qualität des Proteins	35
2.6	Optimale Wertigkeit durch Proteinkombination	36
2.7	Optimierte Proteinkombinationen	37
2.8	Die Stickstoffbilanz	39
2.9	Wieviel Protein ?	40
2.10	Die Berechnung der Proteinzufuhr	42
2.11	Pflanzenprotein - die bessere Eiweißquelle	43

3. Kohlenhydrate

3.1	Die Bedeutung der Kohlenhydrate	45

3.2	Auffüllen der Glykogenspeicher	46
3.3	Raffinierter Zucker mindert die Leistungsfähigkeit	48
3.4	Die Verwertung der Kohlenhydrate im Körper	50
3.5	Der Glykämie-Index	51

4. Fette

4.1	Die essentielle Fettsäure	53
4.2	Die Funktion der Fette im Körper	53
4.3	Aufbau der Fette	54
4.4	MCTs - die untypischen Fette	55
4.5	Die Verwertung der Fette im Körper	56
4.6	Die Nahrungsfette	57
4.7	Cholesterin	58

5. Der Energiebedarf

5.1	Die Bestimmung des Energiebedarfs	61
5.2	Umsetzung in die Praxis	63
5.3	Extra-Kalorien für den Masseaufbau	64

6. Ballaststoffe und Wasser

6.1	Ballaststoffe - mehr als nur Verdauungshilfe	65
6.2	Der Wasserhaushalt	66

7. Mineralien und Vitamine

7.1	Schwachpunkte in der Vollwerternährung	69
7.2	Sportler brauchen mehr Vitamine und Mineralstoffe	71

8. Ernährungspraxis

8.1	Warum schadstoffarme Lebensmittel?	73
8.2	Das richtige Timing	74

INHALT

8.3	Tips für die Nahrungszubereitung	76
8.4	Natürliche Gifte in Lebensmitteln	76
8.5	Schonende Garverfahren	78
8.6	Lebensmittelkombinationen	79

Anhang 1

Die besten proteinreichen Lebensmittel 81

Anhang 2

Die besten kohlenhydratreichen Lebensmittel . . . 87

Anhang 3

Die besten Linolsäure-Quellen 93

Anhang 4

Lebensmittel mit den höchsten Gehalten an Mineralien und Vitaminen 95

Bibliographie 107

Abbildungen

1. Weg der Energiegewinnung in der Muskelzelle ... 20
2. Die drei Wege der Energiefreisetzung im Muskel 21
3. Vereinfachte Darstellung der Stoffwechselreaktionen 22
4. Das Verhältnis der Energiespender Kohlenhydrate und Fett bei der Energiebereitstellung ... 25
5. Wechselwirkung der B-Vitamine auf den Kohlenhydrat-, Eiweiß- und Fettstoffwechsel 27
6. Eiweißkette im Modell 29
7. Einzelbausteine, die alle Aminosäuren gemeinsam haben 30
8. Allgemeine Formel einer Aminosäure 31
9. Optimierte Proteinkombinationen 38
10. Stickstoffbilanz und Training bei Zufuhr von 1g/kg und 1,5g/kg Protein 41
11. Aminosäurespektrum von Sojabohnen und Rindfleisch 43
12. Anstieg des Muskelglykogens bei kohlenhydratreicher Kost und Carboloading 47
13. Die Wirkung komplexer Kohlenhydrate auf Plasmaglukose und Plasmainsulin 51
14. Kohlenhydratquellen mit Glykämie-Index 52
15. Modell eines Fettmoleküls 54

INHALT

16.	Linolsäure in Nahrungsfetten	57
17.	Nahrungsmittel und ihr Gehalt an Ballast-stoffen	66
18.	Mineralgehalt in einem Liter Schweiß	67
19.	Gehalt an Magnesium im Barthaar nach Aufnahme von täglich 4000mg MgCl2 und 1 kg Bananen (300-500mg Mg)	70
20.	Die richtige Verteilung der Nahrung über den Tag	76
21.	Vitamin B1-Verluste durch verschiedene Garmethoden	78

Tabellen

1. Harnsäurebildung in g je 100g purinhaltiger Nahrungsmittel 34
2. Erscheinungsformen der Saccharide 48
3. Einteilung der Nahrungsfette 55
4. Giftige Stoffe in Gemüse und deren Beseitigung 77

INHALT

Einleitung

Der Mensch - ein komplexer Organismus

Der menschliche Körper ist eine große biochemische Fabrik, bestehend aus über 10 Billionen Zellen, die in ihrer funktionalen Gesamtheit optimal ihren Dienst versehen müssen. Die Ernährung dient daher nicht nur der Energiegewinnung, sondern regeneriert den gesamten Organismus. Jede Zelle muß nach ihren Stoffwechselbedürfnissen individuell versorgt werden. Welche fatalen Wirkungen Ernährungsdefizite haben, läßt sich an unseren Krankenstatistiken leicht ablesen. Bluthochdruck, Arteriosklerose und Zuckerkrankheit sind in vielen Fällen auf schlechte Ernährung zurückzuführen.

Der Chemiker Justus von Liebig machte im vergangenen Jahrhundert ein beeindruckendes Experiment. Er setzte mehrere Pflanzensetzlinge jeweils zwei unterschiedlichen Nährlösungen aus - einer optimierten und einer Lösung mit unausgeglichenem Nährstoffverhältnis. Schon nach etwa vier Wochen gab es zwischen den Pflanzengruppen eklatante Unterschiede. Die Pflanzen in der ersten Lösung waren tiefgrün und kräftig, während die in der zweiten vergilbt und krank waren. Was von Liebig so eindrucksvoll demonstriert wurde, läßt sich auch ohne weiteres auf den Menschen übertragen. Längerfristige Ernährungsdefizite oder gar die Aufnahme von schädlichen Lebensmitteln, die es leider zur genüge gibt, führen - nach einer gewissen Pufferzeit - zwangsläufig zu Erkrankungen oder zumindest drastischen Leistungseinbußen.

Die Ernährung eines Sportlers ist daher zur Schlüsselfrage für Erfolg oder Niederlage geworden. Es ist für jeden Sportler zwingend, sich mit diesem Thema auseinanderzusetzen. Viele Sportler meinen, den zweiten Schritt vor dem ersten tun zu müssen und greifen blindlings zu Steroiden oder anderen künstlichen Starkmachern, ohne sich vorher um eine ausgewogene Basisernährung zu kümmern. Die Verwunderung dieser Sportler ist dann um so größer, wenn nach anfänglicher Gewichtssteigerung, die in den allermeisten Fällen auf eine gesteigerte Wasserretention zurückzuführen ist, ein jäher Leistungsknick nach Absetzen der Präparate erfolgt, von den gesundheitlichen Risiken (Hodenkrebs, Arteriosklerose etc.) dieser Stoffe einmal ganz abgesehen.

Eine nach den komplexen ernährungsphysiologischen Bedürfnissen des Körpers zugeschnittene Ernährung ist für Gesundheit, Leistungssteigerung und Muskelwachstum unersetzlich.

Pflanzliche Nahrung - eine natürliche Basis

Heutige wissenschaftliche Erkenntnisse stützen die Auffassung, daß der Mensch von seiner genetischen Konstruktion (Physiologie) eher auf pflanzliche Nahrung programmiert ist. Das bedeutet, daß diese Kost alle Ernährungsaufgaben, die der Körper verlangt, besser erfüllen kann. Schon die alten Griechen waren von der Pflanzenkost überzeugt. Schaut man in ihre Geschichte zurück, so liest man immer wieder von der besonderen Ernährung erfolgreicher Krieger während der Feldzüge. Diese basierte hauptsächlich auf einer pflanzlichen Kost.

Der Mensch ist ein Produkt der Evolution und benötigt deshalb eine auf ihn abgestimmte Nahrung. Obwohl er im allgemeinen als Allesesser eingestuft wird, tendiert der Mensch von seiner Veranlagung her zum Pflanzenesser. Diese Theorie wird durch mehrere Indizien gestützt: Der lange menschliche Darm ist typisch für Lebewesen, die sich vornehmlich pflanzlich ernähren. Zudem kann der Mensch im Körper, im Gegensatz zu den meisten fleischfressenden Tieren, kein Vitamin C herstellen. Der Bedarf an diesem Vitamin muß vorwiegend durch pflanzliche Nahrung gedeckt werden. Darin gleicht der Mensch vielen typischen Pflanzenfressern (von Koerber/Männle/Leitzmann 1986). Da wir diesen ererbten Gegebenheiten unterworfen sind, sollten wir unser Ernährungsverhalten daran ausrichten, um die optimale Leistungsfähigkeit zu erreichen. Die richtige pflanzliche Ernährung mit sinnvollen Proteinkombinationen, mehrfach ungesättigten Fettsäuren, Ballaststoffen und vielen komplexen Kohlenhydraten ist der einzig richtige Weg zu gesunder Leistungssteigerung und Muskelwachstum ohne gefährliche Anabolika. Weiß man zusätzlich noch von den wenigen typischen Schwachpunkten dieser im Prinzip idealen Ernährung und ergänzt diese, so ist ein großer Schritt in Richtung einer Superkost getan.

Bill Pearl, ein Bodybuilder par excellence, erzielte seine Erfolge mit einer vorwiegend lakto-vegetarischen (Pflanzen- und Milchprotein) Kost. Auch Clarence Bass macht mit einer Diät, die sehr wenig Fleisch enthält, einfach bessere Erfahrungen (Bass 1989). Wissenschaftliche Erkenntnisse unterstützen diese Ernährungsstrategie, die in der Kraftsport-Szene leider immer noch die Ausnahme ist.

Natürliche Nahrung - Schlüssel zur Superkost

Während unsere Vorfahren sich hauptsächlich von pflanzlichen Kohlenhydraten und nur geringen Fleischmengen ernährten, und sich dabei prächtig entwickelten, ist die heutige Ernährung durch einen zu hohen Fett- und Eiweißanteil tierischer Herkunft geprägt. Nicht mehr viele industriell hergestellte Nahrungsmittel entsprechen heute noch den natürlichen Belangen des Menschen. Durch die Verarbeitung (Raffination, Konservierung etc.) gehen die natürlichen Stoffzusammensetzungen unwiderbringlich verloren. Analysiert man natürliche Nahrung und stellt nach den gewonnenen Erkenntnissen einen künstlichen Nahrungsstoff aus isolierten Bestandteilen (Fette, Kohlenhydrate, Protein, Vitamine, Mineralien und Spurenelemente) in der gleichen Zusammensetzung her, so ist diese Kost trotzdem biologisch wesentlich unwirksamer und kann ursächlich für bestimmte Erkrankungen und Leistungseinbußen sein.

Besondere Substanzen im Getreide

Schon in den Fünfziger Jahren behauptete der Ernährungsforscher Kollath, das es neben den bislang einwandfrei erforschten

Substanzen, wie Vitamine und Mineralien, noch Stoffe wie Flavinoide, biogene Amine, Phytohormone, Purothionine und mit Sicherheit noch andere, nicht entdeckte essentielle (lebensnotwendige) Inhaltsstoffe in der Nahrung existieren. Ein Mangel an diesen Stoffen durch ein Zuviel an verarbeiteter Nahrung kann zu einer sogenannten Halbernährung (Mesotrophie) führen, wie in Tierversuchen nachgewiesen wurde. Es entstehen Krankheiten, die sich langsam und schleichend entwickeln. Besonders Pflanzenerzeugnisse enthalten nämlich neben Vitaminen und Mineralien zahlreiche Substanzen, deren genaue biologische Funktionen noch nicht erforscht worden sind.

Heute wird von vielen Wissenschaftlern nicht mehr bezweifelt, daß einige dieser Stoffe eine wachstumsaktive, antibiotische (entzündungshemmende), oder sogar Krebs verhütende (antikanzerogene) Wirkung haben. In diesem Zusammenhang wäre z. B. der Wirkstoff Zeatinin im Mais zu nennen, der in keiner Nährstofftabelle aufgeführt ist. Dieses Zeatinin ähnelt von der Funktion her dem Vitamin B-Komplex. Der B-Komplex spielt, wie seit langem bekannt, eine wichtige Rolle im Eiweißstoffwechsel des Menschen (von Koerber/Männle/Leitzmann 1986).

Die Aufforderung, sich möglichst natürlich zu ernähren, hat also nichts mit einer "grünen" Weltanschauung zu tun, sondern ist einfach die logische Konsequenz, um den Organismus optimal zu versorgen. Natürlich muß man nicht auf alle heutigen Industrieprodukte verzichten, es ist vielmehr eine Frage der Auswahl, um den Stoffwechsel optimal mit den richtigen Energie- und Aufbaustoffen zu versorgen.

1. Der Stoffwechsel

1.1 Die Aufgaben des Stoffwechsels

Der Stoffwechsel dient der Gewinnung von Aufbaustoffen und Energie. Wachstum und Vermehrung von Lebewesen können nur funktionieren, wenn der Körper genügend Stoffe aus der Nahrung synthetisieren kann. Der Stoffwechsel gliedert sich in zwei Gruppen:

> Baustoffwechsel
> Betriebsstoffwechsel

Der Baustoffwechsel regeneriert den Organismus, der sich in einem stetigen Abbauprozeß (Katabolie) befindet. Der Baustoffwechsel führt dem Organismus Strukturmaterial in Form von Proteinen zu. Die Ernährung hat aber auch die Aufgabe, genügend Energie für Muskelkontraktion, Wachstum und Atmung zu liefern - für den Betriebsstoffwechsel. Die Hauptnährstoffe des Betriebsstoffwechsels sind Kohlenhydrate, Fette und Eiweiß. Beide Stoffwechsel können nur dann einwandfrei funktionieren, wenn gleichzeitig verschiedene Hilfsstoffe wie Vitamine, Mineralien und Enzyme vorhanden sind. Wasser wird ebenfalls benötigt.

Jede Muskelbewegung erfordert Energie, die in Form von energiereichen Phosphaten vor allem durch ATP (Adenosin-tri-Phosphat = mit drei Phosphatgruppen) bereitgestellt wird. Nur diese Form der chemisch gebunden Energie kann direkt für die Muskelbewegung nutzbar gemacht werden. Bei Muskelkontraktion zerfällt das energiereiche ATP-Molekül in ADP (Adenosindi-Phosphat = mit zwei Phosphatgruppen). Bei der Abspaltung eines Phosphatrestes wird neben Phosphorsäure Energie frei. Ein ATP-Molekül gibt bei dieser Umwandlung ca. 30 kJ (Joule = Einheit für Energie) als Energie ab. Da der ATP-Vorrat aber nur sehr begrenzt ist, pro kg Muskelgewebe etwa 2.5g, muß dieser ständig durch Umwandlung von ADP in ATP wieder ergänzt werden. Die Menge an ATP reicht nur für eine sehr kurze Belastungsdauer des Muskels, bei maximaler Intensität nur für wenige Sekunden.

Die Reaktionsgleichung sieht wie folgt aus:

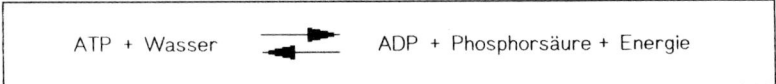

ATP + Wasser ⇌ ADP + Phosphorsäure + Energie

Dieser chemische Kreislaufprozess findet unentwegt in den Muskelzellen statt. Zur Neubildung des ATP wird nun das ADP unter Energiezufuhr wieder in das energiereichere ATP umgewandelt. Die Rolle des Energielieferanten übernimmt die aufgenommene Nahrung, in Form von Kohlenhydraten, Fett und Aminosäuren. Die in der Nahrung enthaltenen Wasserstoffmoleküle reagieren (verbrennen) in der Zelle mit Sauerstoff und geben dabei Energie ab. Die bei dieser chemischen Reaktion entstehende Energie wird entweder gleich in Körperwärme oder zur Gewinnung des eigentlichen Muskelbrennstoffs, ATP, verwendet.

Abbildung 1: *Weg der Energiegewinnung in der Muskelzelle*

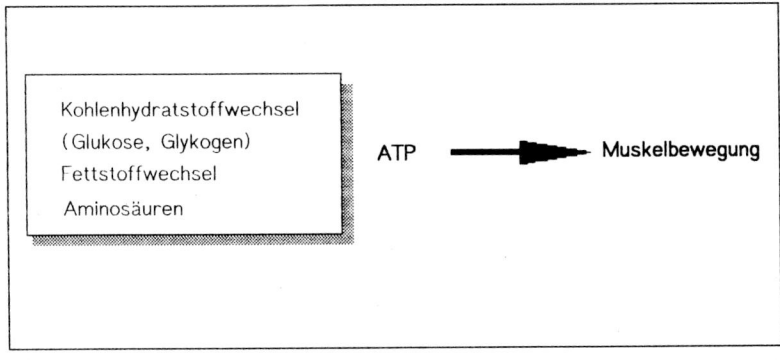

STOFFWECHSEL 21

1.2 Vereinfachte Darstellung der Stoffwechselreaktionen

1. Wird ein Muskel stark belastet, so reicht der interne ATP - KP Speicher (KP = Kreatinphosphat, eine chemische Vorstufe des ATP) nur für wenige Sekunden.

2. Danach wird auf das gespeicherte Muskelglykogen (Speicherform der Kohlenhydrate im Muskel) als Energieträger zurückgegriffen. Durch die Umwandlung in Glucose steht sie dann unmittelbar dem Gewinnungsprozeß für neues ATP zur Verfügung. Aus einem Molekül Glukose entstehen so zwei Teile Pyruvat und 2 mol nutzbares ATP (1 mol, chemische Maßeinheit = 6.023 x 10^{23} Atome oder Moleküle) - siehe Punkt 1 bis 3 in Abbildung 3 auf der folgenden Seite. Dieser Vorgang verläuft anaerob - ohne Sauerstoff durch die Atmung.

Steht den Muskelzellen genügend Sauerstoff zur Verfügung, wird die Glucose über das Pyruvat umgebildet in Acetyl-Coenzym A. Ist zu wenig Sauerstoff vorhanden, bildet sich kein Acetyl-Coenzym A, sondern es entsteht ATP und zunächst Laktat (Milchsäure), das aber wieder über Zwischenschritte in das Acetyl-Coenzym A zurückverwandelt werden kann, falls wieder genügend Sauerstoff vorhanden ist. Da der Organismus bei intensiven Belastungen sehr schnell Energie benötigt, gilt bei Kraftsportarten die letzte Möglichkeit als wahrscheinlicher.

Abbildung 2: *Die drei Wege der Energiefreisetzung im Muskel*

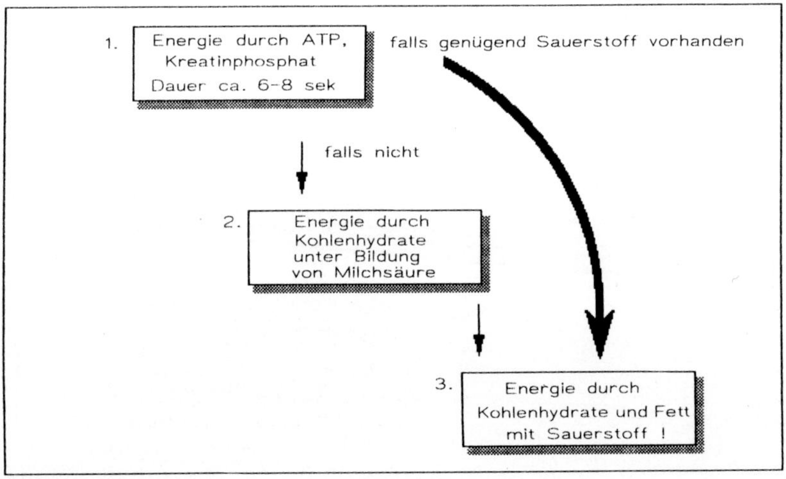

```
1. | Energie durch ATP,        |   falls genügend Sauerstoff vorhanden
     Kreatinphosphat
     Dauer ca. 6-8 sek

              ↓ falls nicht

        2. | Energie durch
             Kohlenhydrate
             unter Bildung
             von Milchsäure

                     ↓

                  3. | Energie durch
                       Kohlenhydrate und Fett
                       mit Sauerstoff !
```

3. Damit der Muskel auch für eine längere Belastung genügend Energie erhält, setzt langsam die aerobe Verstoffwechselung der Brennstoffe (mit äußerem Sauerstoff) ein, der Atem wird schneller. Das zuvor entstandene Pyruvat wird weiter genutzt, in das Acetyl-Coenzym A umgebaut und schließlich in den Zitratzyklus eingeschleust (siehe Abbildung 3, Punkt 4). Ab hier beginnt nun ein komplizierter Vorgang, der als Endprodukt Wasserstoffmoleküle in die die Atmungskette der Zellen einbringt. Der Wasserstoff reagiert in den Zellen schrittweise mit dem Sauerstoff. Es entsteht dabei Energie, die zu einem Teil für die Synthese des Muskelbrennstoffs ATP sorgt.

Abbildung 3: *Vereinfachte Darstellung der Stoffwechselreaktionen*

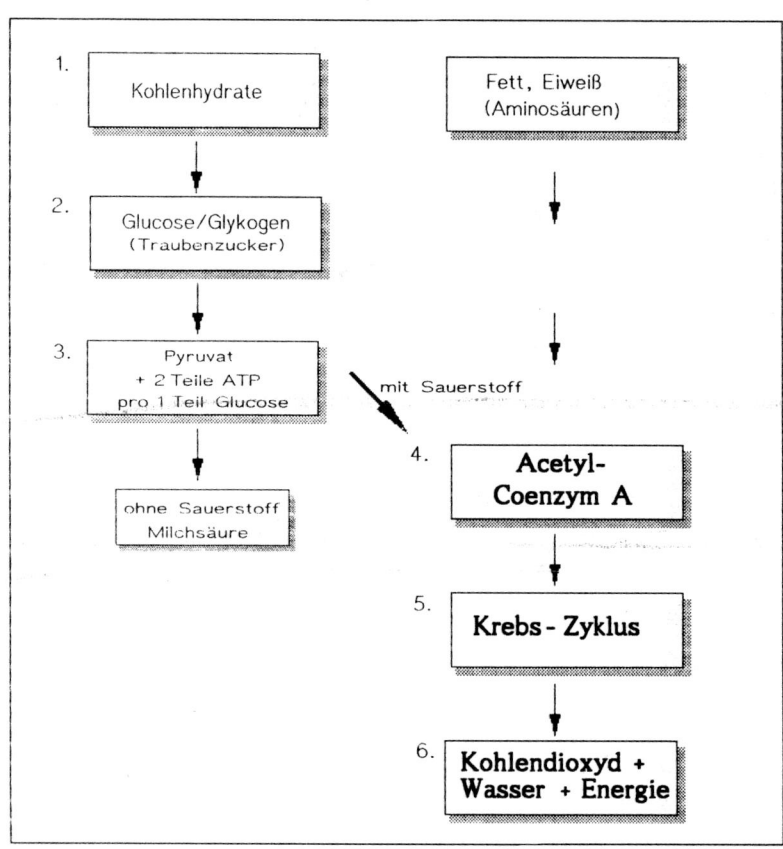

In den in Abbildung 3 gezeigten "Krebs-Zyklus" können auch - über die Schlüsselsubstanz Acetyl-Coenzym A - Fette und Aminosäuren eingeschleust werden, um ebenfalls zur Energieerzeugung beizutragen. Aminosäuren als Energiequelle werden aber erst bei einem Fett- oder Kohlenhydratmangel herangezogen. Dies kann bei schlechter Ernährung oder Proteindiäten der Fall sein.

Letztendlich werden bei der aeroben Energiegewinnung aus 1 mol Glukose 36 mol ATP gewonnen, bei der anaeroben lediglich 2 mol ATP. Die Energiegewinnung mit Sauerstoff ist also wesentlich wirtschaftlicher und spielt bei körperlicher Betätigung mit genügendem Sauerstoffumsatz die Hauptrolle. Die Energiebereitstellung wird bei sauerstoffintensiven Belastungen daher maßgeblich durch die maximale Sauerstoffaufnahme beschränkt. Die Fähigkeit, den Sauerstoff aus der Atemluft im Körper für die Energiebereitstellung zu verwenden, hängt sehr stark von der Kondition des Sportlers ab. Die maximale Sauerstoffaufnahme liegt zwischen ca. 3 - 6 Litern Sauerstoff pro Minute. Diese Aufnahmekapazität kann besonders durch ein sauerstoffintensives Training gefördert werden.

Beim Bodybuilding spielt die aerobe Energiegewinnung nur dann eine Rolle, wenn ein sehr schnelles Training mit erhöhtem Sauerstoffumsatz absolviert wird. Besteht das Training hingegen aus sehr kurzen, aber intensiven Belastungen mit Ruhepausen zwischen den Sätzen, übernehmen hauptsächlich energiereiche Phosphate (ATP, Kreatinphosphat) die Rolle des Energielieferanten. Doch auch beim Bodybuilder sollte die aerobe Kapazität geschult werden, um genügend Sauerstoff für die Energiebereitstellung während eines intensiven Trainings zur Verfügung zu haben.

Eine Untersuchung, die an 14 Gewichthebern der Spitzenklasse durchgeführt wurde zeigte, daß zum Ende des 60-Sekunden-Tests, dem sich die Sportler unterwarfen, die Energiegewinnung mit Hilfe von Sauerstoff eine zunehmend wichtigere Rolle spielte (Häkkinnen, Kauhanen 1987).

Energiereiche Phosphate wie ATP und Kreatininphosphat gewähren in den ersten 6-8 Sekunden die höchste Energiefreisetzung. Maximale Kraftleistungen können deshalb nur innerhalb dieser kurzen Zeitspanne erbracht werden. Nach 6-8 Sekunden maximaler Energiefreisetzung durch die energiereichen Phosphate setzt die anaerobe Glykolyse ein, die aber nur etwa halb so schnell Energie liefert. Verschiedene Trainingskonzepte zielen darauf ab, neben der reinen Energiebereitstellung aus den Phosphatdepots und den Glykogenspeichern der Muskulatur, zusätzlich den Fettstoffwechsel zu beschleunigen, um den Körperfettanteil zu reduzieren, ohne übermäßig Kohlenhydrate oder gar Eiweiß als Energielieferanten heranzuziehen. Dieses Trainingskonzept des beschleunigten Fettstoffwechsels basiert hauptsächlich auf einem mäßigen Sauerstoffumsatz und geringerer Muskelbeanspruchung. Als Faustregel sollte bei einem solchen Training darauf geachtet werden, die Intensität etwa auf dem Level zu halten, daß noch bequem durch die Nase geatmet werden kann. Wird mehr Sauerstoff benötigt und die Mundatmung setzt ein, muß die Intensität verringert werden, um die Fettverbrennung optimal zu halten.

Trainingskonzepte, die einen beschleunigten Fettstoffwechsel zur Folge haben, basieren hauptsächlich auf diesen 2 Punkten:

mäßiger Sauerstoffumsatz

mäßige Muskelbeanspruchung

1.3 Energiebereitstellung durch Fett

Freie Fettsäuren, die durch Abspaltung von aufgenommenen Nahrungsfetten entstehen, werden ebenfalls durch die aerobe Energiegewinnung abgebaut. Der Fettmetabolismus spielt allerdings nur bei mäßig sauerstoffintensiven Belastungen eine Rolle. Langsames Laufen oder noch besser, schnelles Gehen (Powerwalking) fördert den Fettabbau. Steigert man seine Laufgeschwindigkeit, so werden zunehmend mehr Kohlenhydrate als Energiequelle genutzt. Da nur der Kohlenhydratstoffwechsel bei zunehmender Laufgeschwindigkeit ausreichend Energie bereitstellen kann. Die Laufgeschwindigkeit, an der der Körper bei steigendem Energieverbrauch vom oxydativen Kohlenhydrat-

STOFFWECHSEL

Fettstoffwechsel auf den anaeroben Kohlenhydratstoffwechsel umschaltet, ist individuell verschieden, das heißt, von der persöhnlichen Kondition abhängig. Die Kenntnis dieser Schwelle kann wertvolle Hinweise zur Steuerung des Ausdauertrainings geben. Durch eine Laktatanalyse des Blutes oder durch den unblutigen "Conconi-Test" lässt sich die anaerobe Schwelle bestimmen. Die Abbildung 4 zeigt das durchschnittliche Verhältnis der Energiebereitstellung durch Kohlenhydrate und Fett bei unterschiedlicher Belastung.

Abbildung 4: *Das Verhältnis der Energiespender Kohlenhydrate und Fett bei der Energiebereitstellung.*

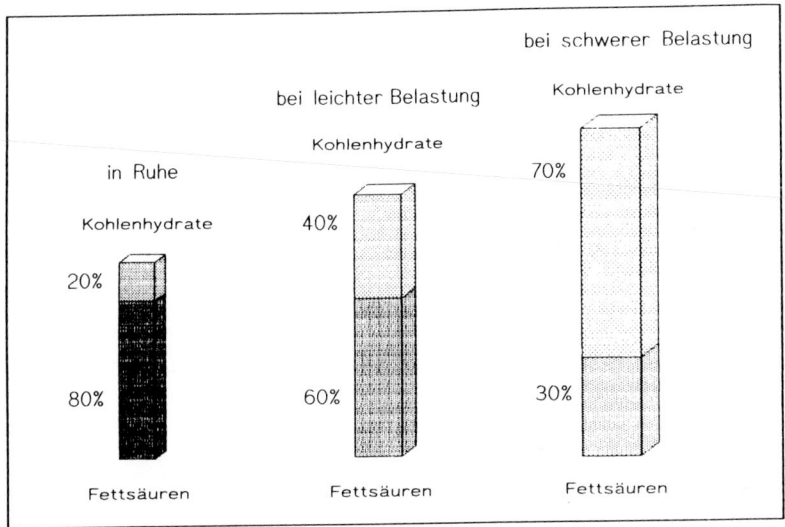

(Werte entnommen: Lehnertz 1988)

Der Zitratzyklus in unserem Körper (siehe Abbildung 3) hat die Eigenschaft, nur bei genügender Kohlenhydratversorgung Fette in die aerobe Verstoffwechselung eintreten zu lassen. Fette können nur in Verbindung mit Kohlenhydraten verbrennen, deshalb gilt folgende Grundregel:

Fette verbrennen in der Flamme der Kohlenhydrate

Der oxidative Fettabbau wird bei Kohlenhydratmangel (Fastenkuren etc.) verhindert; zudem bilden sich leistungshemmende Stoffwechselprodukte, die Ketonkörper. Da bei längerem Kohlenhydratmangel nicht mehr ausreichend Glukose zur Verfügung steht, wird wichtiges Nahrungseiweiß zu verwertbaren Kohlenhydraten umgebaut. Dringend für Erhaltungs- und Aufbauprozesse benötigtes Eiweiß geht so zu Gunsten der Energieversorgung verloren - Muskelverlust ist die Folge. Genügende Kohlenhydratzufuhr hilft daher, Muskelmasse zu erhalten.

1.4 Energiebereitstellung durch Kohlenhydrate

Die Bereitstellung von Energie durch Kohlenhydrate ist die wirtschaftlichste Art, den Körper mit Energie zu versorgen. Kohlenhydrate hinterlassen als Abfallprodukt nur Kohlendioid und Wasser, aber keine leistungsmindernden Reststoffe. Die Kohlenhydratdepots im Körper können ca. 300-400g Kohlenhydrate in Form von Glykogen aufnehmen. Ein Drittel davon ist in der Leber als Leberglykogen und 2 Drittel sind im Muskel als Muskelglykogen gespeichert. Das Leberglykogen versorgt hauptsächlich den Blutkreislauf mit den nötigen Kohlenhydraten, während das Muskelglykogen ausschließlich den Muskelzellen zur Energiegewinnung bereitsteht. Sinken die Muskelglykogenvorräte durch ausgiebiges Training, so werden die im Blut gelösten Kohlenhydrate (Glukose) als Muskelbrennstoff verwertet. Es kommt zu einem Absinken des Blutzuckerspiegels, Schwindel und Unwohlsein treten auf, die Leistungsfähigkeit wird eingeschränkt.

1.5 Die Bedeutung des Vitamin B-Komplex

Der Vitamin B-Komplex, zu dem die Vitamine B_1, B_6, B_{12} und das Niacin gehören, nimmt eine wichtige Rolle im Kohlenhydratstoffwechsel ein. Da Kohlenhydrate zu den wichtigsten Energielieferanten des Muskels zählen, muß in jedem Fall auf eine ausreichende Zufuhr dieser vier Vitamine geachtet werden. Abbildung 5 verdeutlicht die Verflechtung des Vitamin B-Komplex im Stoffwechsel der drei Hautnährstoffgruppen. Untersuchungen im Ostblock weisen darauf hin, daß es besonders in den Vorbereitungs- und Hauptrainingsphasen zu höheren Vitamin B-Ausscheidungen kommt und damit der Bedarf an den Vitaminen des B-Komplex steigt. Eine Schlüsselstellung im Eiweißstoffwechsel nimmt das Pyridoxin (Vitamin B6) ein. Vor allem eine hohe Proteinzufuhr macht eine zusätzliche Vitamin B6-Zufuhr nötig. Die täglich empfohlenen Mengen reichen von 10-15 mg (Konopka 1985).

Abbildung 5: *Wechselwirkung der B-Vitamine auf den Kohlenhydrat-, Eiweiß- und Fettstoffwechsel.*

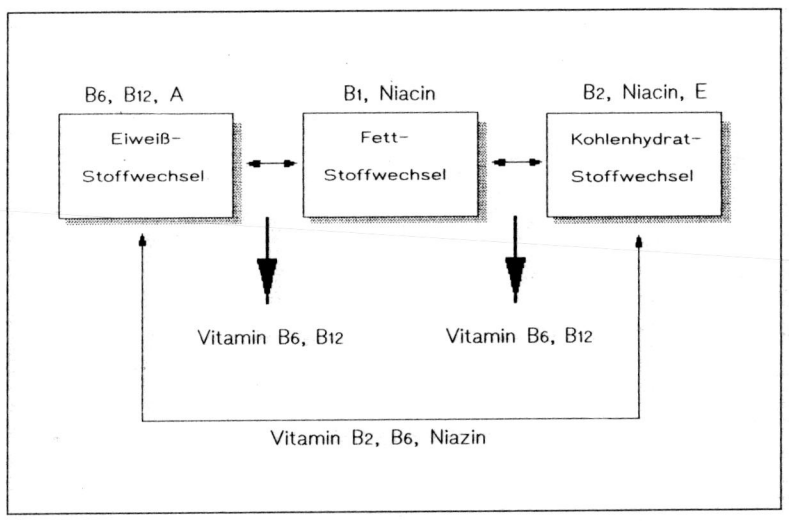

(nach Mouchbahani 1988)

1.6 Energiebereitstellung durch Protein

Proteine können durchaus zur Energieversorgung herangezogen werden. Nach 1-4 Stunden Belastung - je nach Konstitution, Kohlenhydratreserven und der Fähigkeit Fett zu verbrennen - wird Nahrungseiweiß in Glukose umgewandelt. Dieses verbrauchte Protein kann natürlich nicht mehr für die Zellreparatur oder zur Hormonproduktion herangezogen werden.

2. Aminosäuren und Protein

2.1 Die Bedeutung des Proteins

Jedes Lebewesen ist auf Nahrung angewiesen, um seinen Körper zu erhalten und aufzubauen. Die Nahrung kann bereits die benötigten Stoffe in resorbierbarem (aufnehmbaren) Zustand enthalten. Sie kann aber auch Stoffe enthalten, die erst durch chemische Prozesse für den menschlichen Körper aufnahmebereit gemacht werden müssen. Erst die chemische Umwandlung mit Hilfe von Verdauungssäften und Enzymen macht aus dem Großteil der Nahrung verwertbare Energie- und Aufbaustoffe.

Zu diesen Stoffen gehört auch das Eiweiß, das praktisch in jeder Körperzelle zu finden ist. Es gibt tausende von verschiedenen Eiweißverbindungen, die jedoch alle eine Gemeinsamkeit besitzen: Sie bestehen aus langen Ketten aneinandergereihter Aminosäuren. Die Vielzahl ergibt sich durch die unterschiedlichen Kombinationsmöglichkeiten der Einzelbausteine. Man kann sich diese wie auf einer Perlenkette aneinandergereiht vorstellen (siehe Abbildung 6). Wachtumshormon und alle anderen Hormone wie Testosteron, Adrenalin, Insulin etc. sind nichts anderes

Abbildung 6: *Eiweißkette im Modell*

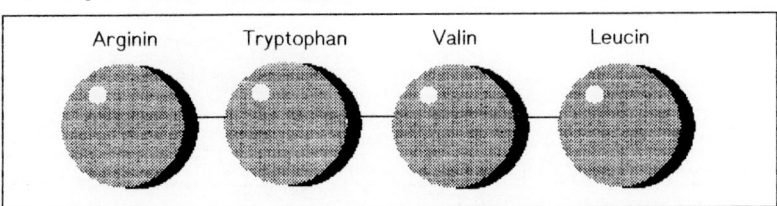

als lange Aminosäureketten. Die Ketten aneinandergereihter Aminosäuren-Moleküle teilt man ein in Di- (Zwei-), Tri- (Drei-) und Poly- (Vielfach-) Peptide. Von den insgesamt 22 bekannten Aminosäuren bezeichnet man acht als essentiell, da sie nicht vom Körper selbst synthetisiert werden können und deshalb ständig mit der Nahrung zugeführt werden müssen. Abbildung 7 zeigt die Einzelbausteine, aus denen alle Aminosäuren aufgebaut sind.

Abildung 7: *Einzelbausteine, die alle Aminosäuren gemeinsam haben*

Element Formelzeichen	
Kohlenstoff (C)	
Wasserstoff (H)	
Stickstoff (N)	
Sauerstoff (O)	

AMINOSÄUREN UND PROTEIN

Oft sind die Elemente Schwefel und Phosphor als Bausteine der Aminosäuren vorhanden. Aminosäuren bestehen neben den organischen Säuregruppen mit Kohlenstoff-, Sauerstoff- und Wasserstoffmolekülen (-COOH) auch aus einer Stickstoffverbindung ($-NH_2$). Die einzelnen Aminosäuren können sich nun mit Hilfe der sogenannten Peptidbindung zu langen Aminosäureketten verknüpfen. Die Reihenfolge, in der die einzelnen Aminos in der Kette stehen, ist für jedes Protein spezifisch. Insulin hat deshalb eine völlig andere Aminosäurenreihenfolge als das Bindegewebseiweiß Kollagen. Die essentiellen Aminosäuren kann der Organismus nicht selbst herstellen und ist deshalb auf deren Zufuhr mit der Nahrung angewiesen. Alle übrigen Proteine, die der Stoffwechsel benötigt, synthetisiert er aus den Bruchstücken der essentiellen Aminos. Das Fehlen auch nur einer essentiellen Aminosäure in der Nahrung führt zu einer schwerwiegenden Einschränkung der Proteinbiosynthese beim Menschen (Feldheim/ Steinmetz 1986). Zwei Aminosäuren, Arginin und Histidin, bezeichnet man als quasiessentiell oder semi- (halb-) essentiell. Säuglinge können z.B. kein Histidin selbst synthetisieren, es muß ihnen mit der Nahrung zugeführt werden. Für trainierende Sportler sind Arginin und Histidin essentiell, da sie diese Aminosäuren nicht in ausreichender Menge synthetisieren können.

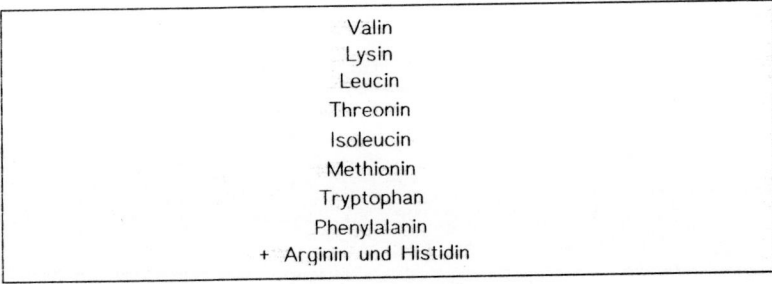

Abbildung 8: *Allgemeine Formel einer Aminosäure*

*R = steht für die unterschiedlichen Aminosäurensequenzen

Die für den Sportler essentiellen Aminosäuren

Valin
Lysin
Leucin
Threonin
Isoleucin
Methionin
Tryptophan
Phenylalanin
+ Arginin und Histidin

2.2 Funktion des Proteins

1. Proteine fungieren als Baustoff vieler Hormone (Insulin, Wachstumshormon, Testosteron etc.)
2. Als Baustein der Antikörper schützen Proteine den Organismus vor Krankheiten.
3. Sie sind Bestandteil der Muskelzellen
4. Haut, Knorpel, Sehnen bestehen zum größten Teil aus Protein (Kollagen).
5. Plasmaproteine erfüllen im Körper Transportaufgaben.
6. Als Enzymbaustein bestimmen Proteine die Substanz, auf die das gesamte Enzym einwirken soll. Enzyme ermöglichen in winzigen Mengen Stoffwechselreaktionen im Organismus.

2.3 Die Verwertung des Proteins im Körper:

1. Das Kauen im Mund bewirkt eine Oberflächenvergrößerung der Nahrung. Das Eiweiß kann nun in Verbindung mit dem Speichel wesentlich schneller in Magen und Darm zerlegt werden. Im Gegensatz zu den Kohlenhydraten beginnt die eigentliche Verdauung der Proteine erst in Magen und Darm.
2. Im Magen verbindet sich das Protein mit der Magensäure (0.3% Salzsäure) und dem Enzym Pepsin. Die erste Zerlegung in Peptidgruppen beginnt.
3. Im Dünndarm erfolgt die weitere Zersetzung durch den Pankreassaft der Bauchspeicheldrüse (Pankreas = Bauchspeicheldrüse) und Enzymen (Proteasen, Peptidasen) zu kleineren Peptidgruppen und freien Aminosäuren.
4. Mit Hilfe von Zusatzstoffen wie Vitaminen und Mineralien strömen die Aminosäuren durch das Blut in die Körperzellen. Es erfolgt ein ständiger Austausch zwischen den Aminosäuren im Blut und den Aminosäuren in der Zelle.
5. Überschüssige Aminosäuren werden zur Energieerzeugung verwendet oder als Fett gespeichert. Dieser Vorgang ist nicht umkehrbar !

AMINOSÄUREN UND PROTEIN

> Tip zur besseren Eiweißverwertung:
> Zur Unterstützung der Eiweißaufspaltung im Magen empfiehlt sich in manchen Fällen das Trinken von Pepsinwein zu den Mahlzeiten. Das im Wein enthaltene Pepsin dient zur Aufspaltung des Nahrungseiweißes in kleinere Peptidketten. Dieser Wein ist in fast allen Reformhäusern zu beziehen. Desweiteren gibt es Präparate (in Apotheken), die eiweißverdauende Enzyme beinhalten. Sie unterstützen die Aktivität der Bauchspeicheldrüse und erleichtern die Eiweißverdauung.

2.4 Zuviel Eiweiß?

Die Stoffwechsel-Endprodukte des verbrauchten Proteins sind Kohlendioxid, Wasser und Harnstoff. Der Harnstoff als letztes Abbauprodukt der Proteine wird in der Leber gebildet und über die Nieren mit dem Urin wieder ausgeschieden. Beim Verzehr von 100 Gramm Protein entstehen etwa 30 Gramm Harnstoff. Ein Überangebot an Eiweiß wird vom Körper nicht mehr verwertet. Die Aminosäuren des überschüssigen Proteins werden zu einem Teil als Stickstoffkomponente - Harnstoff - ausgeschieden und zum anderen Teil erst in Glukose umgewandelt, danach in Fett, das in den Fettdepots an Bauch und Hüfte gespeichert wird (siehe auch Kapitel Energiebedarf).

Bei übermäßiger Eiweißzufuhr müssen Leber und Nieren vermehrt Abfallstoffe wie z.B. Ammoniak entgiften. Bei tierischem Eiweiß sind besonders die Purine gesundheitsschädlich, deren Endprodukt die giftige Harnsäure ist. Sie lagert sich in Gelenken und Sehnen ab und kann so zur Gicht führen.

> Ein Übermaß an Eiweiß führt nicht zum Muskelaufbau, beeinträchtigt aber die Leistungsfähigkeit und gefährdet Ihre Gesundheit.

Übermäßiger Eiweißkonsum birgt aber noch mehr Gefahren. Nach einer Theorie des Wissenschaftlers Wendt führt übermäßiger, langanhaltender Konsum von tierischem Eiweiß zu verminderter Kappillarmembranpermeabilität - verminderter Durchlässigkeit der Wände der kleinen Blutgefäße - durch Einlagerung von Protein in dieselben. Dies hat zur Folge, daß Stoffe wie Insulin, Wasser, Cholesterin und Harnsäure nicht mehr aus den Zellen in das Gewebe abströmen können. Diese negative Stoffwechselveränderung kann über Bluthochdruck sogar zum Herzinfarkt führen. Die Stoffwechselstörung entwickelt sich nicht von heute auf morgen, sondern tritt erst nach ca. 3-5 Jahren Eiweißmast deutlich zutage.

Der oft angeführte Vergleich von Europäern mit Eskimos, die sich überwiegend von Fleisch ernähren, ohne Herz-Kreislauf Krankheiten zu entwickeln, hinkt, da ihr Stoffwechsel den größten Teil des aufgenommenen Proteins zur Energiegewinnung nutzt. Das Kriterium der Proteinmast im Sinne überflüssigen Proteins, das im Körper gespeichert werden muß, ist aus diesem Grund bei den Eskimos nicht erfüllt (von Koerber/Männle/Leitzmann 1986).

Aus bisher noch nicht eindeutig geklärten Gründen hat nur tierisches Eiweiß diese schädlichen Nebenwirkungen. Pflanzeneiweiß hingegen führt nicht zu diesen Erkrankungen. Die Harnsäurebildung verschiedener Lebensmittel im menschlichen Körper ist ein Anhaltspunkt für die Verträglichkeit von Eiweißquellen. Die folgende Tabelle zeigt die Harnsäurebildung purinhaltiger Lebensmittel.

Tabelle 1: *Harnsäurebildung in g je 100g purinhaltiger Nahrung*

über 1.0	Fleischextrakt, Einzellerproteine, Hirn
bis 0.3	Innereien (Herz, Leber), einige Fischarten (Bückling, Sprotten, Ölsardinen)
bis 0.1	Fleisch, Wild, Geflügel, Fisch, getrocknete Hülsenfrüchte
unter 0.1	Ei, Milch, Getreideprodukte, Obst, Nüsse

(Feldheim/Steinmetz 1986)

2.5 Wertigkeit und Qualität des Proteins

Der Gehalt der Proteinspender an den acht essentiellen Aminosäuren, ihre Verdaulichkeit und die Verfügbarkeit der Aminosäuren bestimmen die Proteinqualität. Zu ihrer Bestimmung verwendet man mehrere Parameter. Die am meisten benutzte Qualifizierung ist die biologische Wertigkeit. Als Maß für die biologische Wertigkeit des Proteins dient das Vollei (Eigelb plus Eiweiß), das mit 100% gleichgesetzt wird. Andere Proteinquellen werden im Verhältnis mit diesem Standard verglichen. Die biologische Wertigkeit wird wie folgt ermittelt:

$$\text{biolog. Wertigkeit} = \frac{\text{retinierter* Stickstoff}}{\text{aufgenommener Stickstoff}} \times 100 \text{ \%}$$

* Retinierter Stickstoff ist der tatsächlich im Körper aufgenommener Stickstoff

Neben der biologischen Wertigkeit gibt es den Begriff der Nettoproteinverwertung, der oft aussagekräftiger ist. Dieser Wert wird experimentell im Tierversuch ermittelt. Normalerweise steigt bei zunehmender biologischer Wertigkeit die Nettoproteinverwertung im gleichen Verhältnis an.

Bei einigen Nahrungsmitteln zeigen sich jedoch Unterschiede. So haben zum Beispiel Hafer und Weizen jeweils die gleiche biologische Wertigkeit von 65, die Nettproteinaufnahme ist jedoch beim Hafer um 60% höher. Nach dem Maßstab der biologischen Wertigkeit allein wäre Hafer von der Qualität her ein ebensoguter Proteinlieferant wie Weizen. Zieht man jedoch die Nettoproteinverwertung als Maßstab hinzu, so ist Hafer eindeutig der bessere Eiweißspender (Dies macht den Hafer, der neben dem hochwertigen Eiweiß auch Mineralien, Kohlenhydrate und ungesättigte Fettsäuren besitzt, zu einem unersetzlichen Nahrungsmittel in der Leistungsernährung. Viele bedeutende Bodybuilder und andere Sportler schwören auf Haferflocken). Die Nettoproteinverwertung kann also als wichtiges zusätzliches Kriterium der Beurteilung von Protein dienen. Man ermittelt sie folgendermassen:

$$NPU = \frac{\text{retinierter Stickstoff}}{\text{Stickstoffzufuhr in der Nahrung}}$$

Im Anhang dieses Buches finden sie in einigen Tabellen neben der biologischen Wertigkeit und auch den Wert für die Nettoproteinverwertung eiweißreicher Nahrungsmittel. In Amerika wird Protein meistens nach der PER (Protein Effiency Ratio), dem sogenannten Wachstumswert beurteilt. Dieser Wert gibt die Massezunahme durch 1 Gramm Eiweiß an. Die PER wird im Tierversuch ermittelt.

$$PER = \frac{\text{Massezunahme}}{\text{Protein-Aufnahme}} \times 100$$

Die Werteskala reicht von ca. 1.5 für verschiedene Bohnensorten über Hafer und Fleisch (Wert 2.3) bis zum Vollei mit dem Wert 3,9. Vollei bewirkt demnach die größte Massezunahme beim wachsenden Tier.

2.6 Optimale Wertigkeit durch Proteinkombination

Die biologische Wertigkeit bestimmt den Gehalt eines Nahrungsmittels an essentiellen Aminosäuren. Die Aminosäure, die in einem Nahrungsmittel im Vergleich zum Vollei in kleinster Menge enthalten ist, nennt man limitierende (begrenzende) Aminosäure. Die limitierenden Aminos beim Getreide sind z.B. Lysin und Tryptophan. Hülsenfrüchte und Nüsse enthalten dagegen wenig Methionin.

Da in fast keinem eiweißhaltigen Nahrungsmittel alle Aminosäuren in ausreichender Menge zu finden sind, kann man nur durch Kombination verschiedener Eiweißquellen eine höhere biologische Wertigkeit erreichen.

> Die Kombination von Kartoffel- und Eiprotein ergänzt sich zur höchsten erreichbaren Wertigkeit von 134.
>
> Mais und Bohnen kombiniert, ergibt ebenfalls eine sehr hohe biologische Wertigkeit.
>
> Reis lässt sich mit einer isoliert hergestellten Aminosäure, dem Lysin ergänzen. Dies ist interessant, da Lysin als Einzelaminosäure relativ preiswert zu beziehen ist.
>
> **Beachte:**
>
> Diese Wertigkeiten werden allerdings nur erreicht, wenn die Proteine in einem bestimmten Verhältnis zueinander aufgenommen werden.
>
> Die beste Mischung liegt beim oben genannten Beispiel Ei/Kartoffel bei ca. 36% Vollei- und 64% Kartoffelprotein (Konopka 1985). Weitere Verhältnisse können Sie aus den Abbildungen 9a, b, c den folgendenden Seiten entnehmen.

2.7 Optimierte Proteinkombinationen

Mit den angegebenen Verhältnissen erreichen sie die besten Proteinkombinationen. Sie ergänzen sich optimal in ihrem Aminosäurenspektrum. Neben den Balken steht in genauen Prozentangaben in welchem Verhältnis beide Proteinspender aufgenommen werden sollten, um die bestmögliche Proteinqualität zu erhalten. Durch die richtige Kombination der Nahrungsproteine können Wertigkeiten erreicht werden, die um bis zu 120 % erhöht sind. Dieser Aufwertungseffekt soll etwa 4-6 Stunden anhalten, so daß die verschiedenen Proteinquellen nicht unbedingt gleichzeitig verzehrt werden müssen (Konopka 1985). Doch diese Zeitspanne scheint unter Umständen für Leistungssportler zu lang gewählt. Sinnvoller ist wohl, die einzelnen Proteinquellen in einem kürzeren zeitlichen Abstand zu sich zu nehmen, am optimalsten in einer Mahlzeit.

Abbildung 9a: *Optimierte Proteinkombinationen*

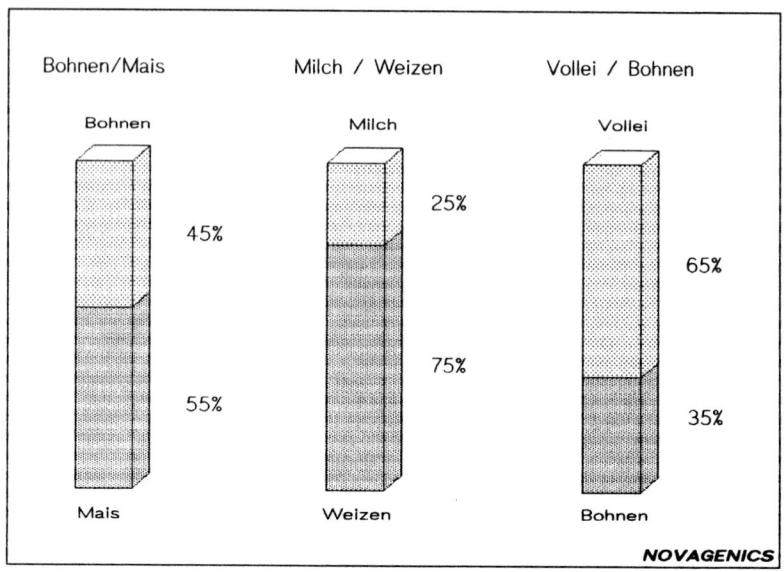

Abbildung 9b: *Optimierte Proteinkombinationen*

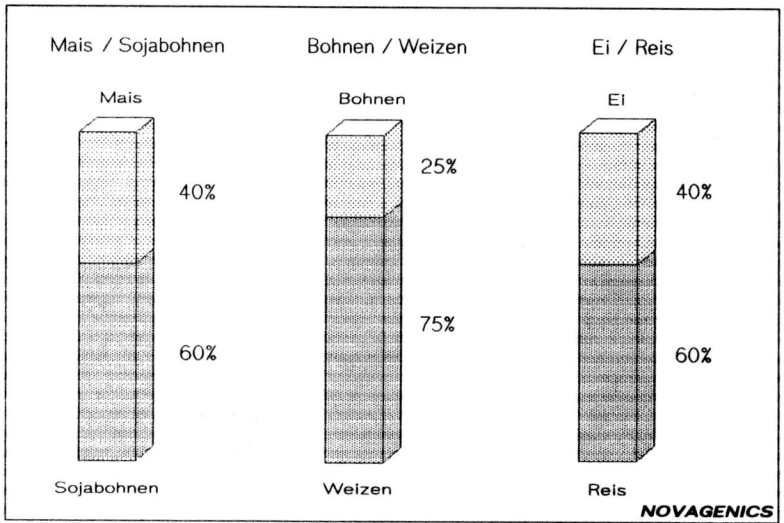

AMINOSÄUREN UND PROTEIN 39

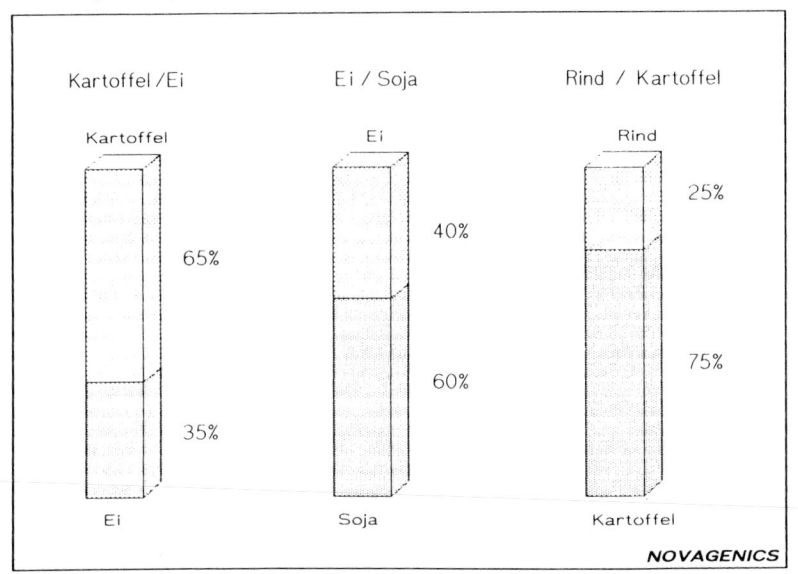

Abbildung 9c : *Optimierte Proteinkombinationen*

Kartoffel/Ei	Ei / Soja	Rind / Kartoffel
Kartoffel 65% / Ei 35%	Ei 40% / Soja 60%	Rind 25% / Kartoffel 75%

NOVAGENICS

2.8 Die Stickstoffbilanz

Die individuelle Stickstoffbilanz kann Hinweise auf den Proteinbedarf oder auf einen gestörten Proteinstoffwechsel geben. Beim Aufstellen einer Stickstoffbilanz wird zugeführter Stickstoff mit dem ausgeschieden verglichen. Stickstoffhaltige Verbindungen werden hauptsächlich mit dem Urin als Harnstoff und Kreatinin ausgeschieden.

Man spricht von einer ausgeglichenen Bilanz, wenn aufgenommener und abgegebener Stickstoff sich im Gleichgewicht befinden - im Verhältnis 1:1. Im Normalfall ist diese Bilanz stets ausgeglichen, der Status Quo bleibt erhalten. Wird durch intensives Training die Proteinmasse des Körpers (durch Muskelaufbau) vergrößert, wird auch mehr Stickstoff vom Körper verwertet, als im Urin ausgeschieden wird und man spricht von einer positiven Stickstoffbilanz oder einer anabolen Stoffwechsellage. Bleibt die Stickstoffbilanz über eine längeren Zeitraum negativ (katabole = abbauende Stoffwechsellage: es wird mehr Stickstoff ausgeschieden, als zugeführt wird, z.B. bei Übertraining oder Eiweißmangel), so kann es zu Muskelverlusten kommen. Deshalb muß die tägliche Proteinaufnahme in diesem Fall vergrößert werden. Die zusätzliche Aufnahme darf natürlich einen angemessenen Rahmen nicht überschreiten. Die tägliche Proteinzufuhr muß der Trainingsbelastung angepaßt sein.

2.9 Wieviel Protein ?

Die Frage nach dem "Wieviel" an Protein ist nicht ganz einfach zu beantworten. Neben individueller Verwertung, Körpergewicht, Geschlecht und Trainingsbeanspruchung spielt auch die Zubereitungsart und die Qualität des Nahrungsproteins eine entscheidende Rolle. Es ist nicht egal, ob jemand sein Protein aus Gummibärchen (Gelantine) oder aus einer richtig abgestimmten Proteinkombination bezieht.

Ernährungsratgeber raten häufig zu einer Eiweißzufuhr von 0,9g pro Kilo Körpergewicht. Dieser Wert gilt allerdings nur für Personen, die sich nicht mehr im Wachstum befinden oder nicht intensiv Sport treiben. Sportler benötigen zum Aufbau von Körpermasse mehr Protein. Der Eiweißstoffwechsel wird je nach Intensität der körperlichen Belastung beschleunigt.

Untersuchungen des Medizinischen Instituts Bukarest (Rumänien) ergaben, daß aktive Sportler einen deutlich höheren Proteinbedarf haben als Nichtsportler: Einer Testgruppe wurde eine Proteinmenge von 1g/kg Körpergewicht verabreicht, während eine andere 1.5g/kg erhielt. Beide Testgruppen besaßen ohne vorheriges Training eine positive Proteinbilanz - es wurde also genügend Eiweiß über die Nahrung zugeführt. Dann begannen beide Testgruppen ein tägliches Training über 2 Stunden. Innerhalb von zwei Tagen sank bei beiden Athletengruppen die Stickstoffbilanz rapide ab. Bei der ersten Testgruppe, die nur 1g Protein pro Kilo Körpergewicht erhielt, sackte sie sogar weit in den negativen Bereich. Dies wurde auf die ungenügende Eiweißzufuhr zurückgeführt. Selbst die Testgruppe, die eine 50% höhere Eiweißmenge erhielt, wies noch Proteindefizite auf. Innerhalb von vier Tagen nach Beginn des Trainings ging die Stickstoffbilanz auch bei dieser Gruppe in den negativen Bereich (Colgan 1988). Ab diesem Zeitpunkt verloren auch die Teilnehmer dieser Testgruppe stetig an Muskelmasse - siehe Abbildung 10.

AMINOSÄUREN UND PROTEIN

Zu ähnlichen Ergebnissen kam auch Dr. Peter Lemon von der Kent State University (USA). Er untersuchte 10 junge Bodybuilder im Alter von 21-24 Jahren, die 3-4 Mal pro Woche trainierten. Ihr durchschnittliche Proteinzufuhr betrug bei selbst gewählten Trainingsdiäten ca. 1,2g/kg Körpergewicht täglich. Die Stickstoffbilanz wurde jeweils zweimal am Tag festgehalten. Nach

Abbildung 10: *Stickstoffbilanz und Training bei Zufuhr von 1g/kg und 1,5g/kg*

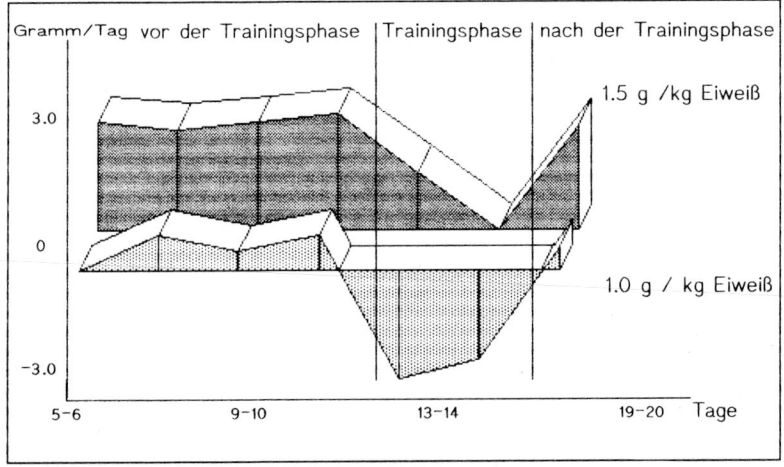

(Werte entnommen: Colgan 1988)

16 Tagen, teilweise noch früher, hatten alle Probanden eine negative Stickstoffbilanz (Colgan 1988). Diese Untersuchungen aus Rumänien und den USA belegen deutlich, daß eine Proteinzufuhr von selbst 1,5g/kg in einer Trainingsphase für Kraftsportler nicht ausreicht. Eine länger andauernde, negative Stickstoffbilanz führt bei Sportlern immer zu einem Muskelverlust.

> Die richtige Eiweißzufuhr dürfte, je nach Trainingsintensität, zwischen 1.5g und 2.5g pro kg Körpergewicht liegen.

2.10 Die Berechnung der Proteinzufuhr

Die auf der vorangegangenen Seite empfohlenen Werte für die Proteinzufuhr von Kraftsportlern gelten allerdings nur dann, wenn der Körperfettanteil nicht übermäßig erhöht ist. Grundsätzlich ist es sinnvoller, die Eiweißzufuhr pro Kilogramm auf das Körpergewicht ohne Fett zu beziehen. Dazu muß zunächst der ungefähre Körperfettanteil bestimmt werden. Dies kann mit mehreren Methoden geschehen: Mit einer Hautfalten-Meßlehre, durch Unterwasserwiegen oder Ermittlung des elektrischen Innenwiderstands des Körpers an verschiedenen Körperstellen. Die Bestimmung des Körperfettanteils mit einer Hautfalten-Meßlehre ist für diesen Zweck völlig ausreichend. Für diejenigen, die keine besitzen, sind folgende Durchschnittswerte angegeben:

Ein normal durchtrainierter Mann: ca. 15-18 %

Eine normal durchtrainierte Frau: ca. 22%

Gute Bodybuilder haben einen Fettanteil zwischen 5-10% .

Beispielsrechnung zur Bestimmung des Körpergewichts ohne Fett:

Körpergewicht - Fettgewicht = Körpergewicht ohne Fett

Beispiel: Ihr Fettanteil liegt bei ca. 20% :

Körpergewicht - (Fettanteil) = Körpergewicht ohne Fett

85kg - (20% = ca. 17kg) = 68 kg

Dieses Ergebnis ist dann Grundlage für die Berechnung der täglichen Eiweißzufuhr. Beispiel: Ihr Bedarf liegt bei 1,5g pro Kilo Körpergewicht ohne Fett.

---

68 kg x 1.5 g = 105 Gramm Eiweiß pro Tag

AMINOSÄUREN UND PROTEIN

2.11 Pflanzenprotein - die bessere Eiweißquelle

Viele Bodybuilder und Kraftsportler halten noch immer Fleisch für die beste aller Eiweißquellen. Das ist falsch. Fleisch nimmt mit seinem Aminosäurenspektrum nur mittlere Plätze ein. Zudem kann übermäßiger Fleischkonsum negative Folgen für ihre Gesundheit (Gicht, Herz- Kreislauferkrankungen etc.) haben. Mäßigung beim Fleischverzehr ist zu empfehlen.

Pflanzeneiweiß hat aus bisher noch nicht restlos erklärbaren Gründen nicht die negativen Folgen, die der übermäßige Konsum von tierischem Eiweiß haben kann. Pflanzenproteine sind purincholesterinfrei und führen nicht zu verstärkter Harnsäurebildung. Vergleicht man den Gehalt an essentiellen Aminosäuren pflanzlicher und tierischer Proteinquellen, so zeigt sich, daß einige Pflanzenprodukte sogar einen höheren Gehalt an Aminosäuren besitzen (z.B. Soja). Abbildung 11 zeigt das Aminosäurespektrum von Soja und Rindfleisch. Das Soja weist bei allen essentiellen Aminosäuren höhere Werte auf als Rindfleisch.

Abbildung 11: *Aminosäurenspektrum von Sojabohnen und Rindfleisch*

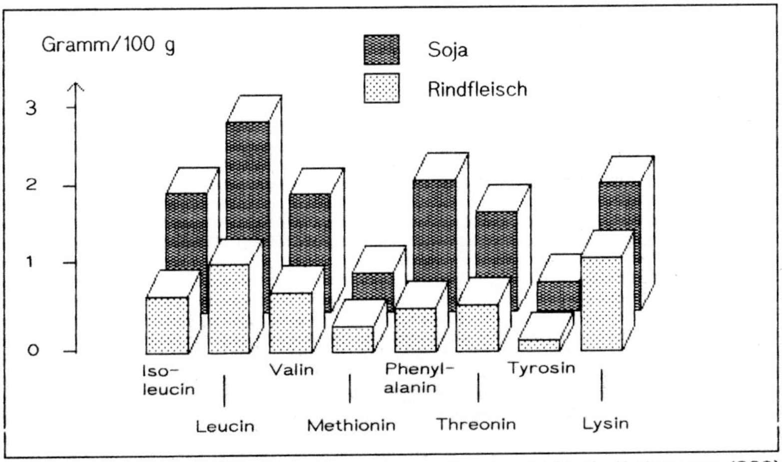

(Werte entnommen von Koerber/ Männle/ Leitzmann 1986)

1. Proteine bestehen aus Aminosäuren.

2. Es gibt acht essentielle Aminosäuren, die der Mensch nicht selbst synthetisieren kann und die deshalb mit der Nahrung täglich zugeführt werden müssen.

3. Proteinhaltige Nahrungsmittel ergänzen sich in ihrer Proteinqualität.

4. Proteinkombinationen aus mehreren Nahrungsmitteln sind immer hochwertiger, als Proteine nur eines Nahrungsmittels.

5. Pflanzenproteine sind in richtiger Kombination gleichwertig und teilweise dem Fleischeiweiß überlegen.

6. Pflanzliches Eiweiß höherer Dosis führt im Gegensatz zu Fleischprotein nicht zur Gicht, erhöhtem Cholesterinspiegel oder zu anderen Risikofaktoren.

7. Die Eiweißzufuhr sollte in Abhängigkeit von der Trainingsintensität erfolgen.

Empfohlene Proteinzufuhr:

* in Trainingspausen: 0.8 - 1.3g pro pro Kilogramm Körpergewicht

* während derTrainingsphasen: 1.5 - 2.5g pro Kilogramm Körpergewicht

3. Kohlenhydrate

3.1 Die Bedeutung der Kohlenhydrate

Kohlenhydrate sollten auch in der Kraftsportszene mengenmäßig den größten Bestandteil in der Nahrung bilden. Sie sind der eigentliche Kraftstoff des Menschen. Ein Mangel an Kohlenhydraten hat enorme Folgen für Leistungsfähigkeit und Muskelaufbau. Ihr Anteil in der Nahrung sollte etwa 55-60% ausmachen. Die Energiegewinnung des Muskels beruht hauptsächlich auf Kohlenhydraten. Durch den Umbau zu Glukose stehen sie in den Muskelzellen unmittelbar zur Energieerzeugung bereit. Dabei verläuft die anaerobe Energiegewinnung (ohne Sauerstoff) viermal so schnell wie die aerobe Fettverbrennung.

Die Kohlenhydrate werden im Muskel als Glykogen gespeichert. Sie sind im Gegensatz zu den Fetten eine schnell ausgeschöpfte Energiequelle. Bei einem 70kg schweren Mann sind die Glykogenreserven nicht größer als 300-400g (ca. 1200 - 1440 kcal). Besonders durch sauerstoffintensives Training können diese Reserven schnell verbraucht werden. Zur Aufrechterhaltung des Blutzuckerspiegels dient das Leberglykogen, es macht ca. 1/3 der Glykogenreserven aus. Das zentrale Nervensystem und das Nebennierenmark (bildet das Hormon Adrenalin) sind ausschließlich von der Energieerzeugung durch Glukose abhängig. Aus diesem Grund ist der Körper auf eine Mindestmenge von 120g Kohlenhydraten täglich angewiesen, um allein diese elementaren Funktionen zu gewährleisten. Bei einem Kohlenhydratmangel (Diät, Hunger etc.) übernimmt körpereigenes Eiweiß aus der Muskulatur die Aufgabe des Energielieferanten.

> Längerer Kohlenhydratmangel führt in jedem Fall zu Muskelverlusten. Der Körper verzehrt sich quasi selbst. Kohlenhydrate schützen deshalb die Eiweißreserven und fördern den Muskelaufbau.

Kohlenhydrate werden in Leber und Muskulatur gespeichert. Große Glykogenreserven in der Muskulatur haben für Bodybuilder Vorteile: Sie können leicht und schnell abgebaut werden, um energiereiche Phosphate für die Muskelbewegung bereitzustellen (Konopka 1985).

3.2 Auffüllen der Glykogenspeicher

Ein intensives, schnelles Training beansprucht besonders die Muskelglykogenspeicher, deshalb sollte unmittelbar nach dem Training eine kohlenhydratreiche Kost gegessen werden. Durch die Wechselwirkung von Entleeren (durch ausgiebiges Training) und dem Wiederauffüllen der Glykogendepots durch Zufuhr von Kohlenhydraten nach Trainingsende erreicht man eine Steigerung des Glykogengehalts der Muskulatur über das normale Maß hinaus. Man nennt diesen Effekt Superkompensation. Training und Ernährung sollten aus diesem Grund immer eine Einheit bilden.

Bei Bodybuildern wird dieses "Carboloading" vor einem Wettkampf in noch extremerer Form durchgeführt. Nach dem Entleeren der Glykogenspeicher durch hartes Training nehmen sie eine fett- und eiweißreiche Diät mit wenig Kohlenhydraten zu sich. Diese Prozedur erstreckt sich über drei Tage. Die Trainingsintensität wird trotz der sich leerenden Muskelglykogenspeicher aufrechterhalten. Ein oder zwei Tage vor dem Wettkampf wird das Training eingestellt und eine besonders kohlenhydratreiche Kost gegessen. Dies hat ein Ansteigen des Glykogengehalts im Muskel zur Folge (auf bis zu 4g Glykogen pro 100g Muskelmasse und mehr). Diese Form des "Carboloading" kann sich in Körpergewicht und Muskelumfang deutlich bemerkbar machen.

Diese Extremform der Superkompensation sollte nur vor wich-

KOHLENHYDRATE

tigen Wettkämpfen und generell nicht zu oft durchgeführt werden, da sie körperlich und psychisch stark belastet. Abbildung 12 zeigt, daß eine kohlenhydratreiche Kost nur eine geringe Steigerung des Muskelglykogengehalts bewirkt. Wird jedoch der Muskel durch "Carboloading" aufgeladen, lassen sich wesentlich höhere Muskelglykogenwerte erreichen.

Abbildung 12: *Anstieg des Muskelglykogens bei kohlenhydratreicher Kost (1) und Carboloading (2).*

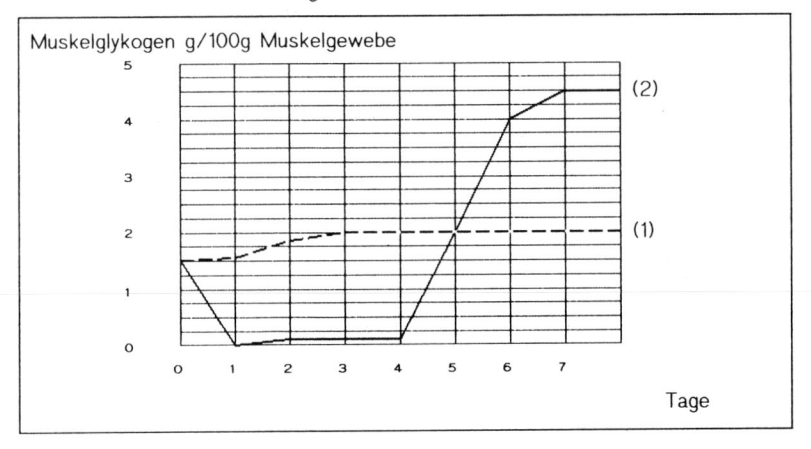

> Beachte:
> Beim Auffüllen der Glykogenspeicher wird gleichzeitig viel Kalium und Wasser für die Einlagerung des Glykogens in das Muskelgewebe benötigt. Daher sollte immer auf eine ausreichende Kalium- und Wasserzufuhr geachtet werden.

In der täglichen Ernährung haben die Kohlenhydrate viele Erscheinungsformen. Man teilt sie ein in Mono- und Disaccharide (Ein- und Zweifachzucker) sowie Polysaccharide (Mehrfachzukker) ein. Wenn von Polysacchariden die Rede ist, sind stets komplexe Kohlenhydrate gemeint. Tabelle 2 auf der folgenden Seite gibt einen Überblick.

Tabelle 2: *Erscheinungsformen der Saccharide*

1. Niedrigmolekulare, süß schmeckende Kohlenhydrate, auch Mono- oder Disaccharide genannt:

   Fruchtzucker (Fruktose) -------- Honig, Obst

   Traubenzucker (Glukose) -------- Obst, Gemüse

   Milchzucker (Laktose)   --------- Milch, Quark etc.

   Rübenzucker (Saccharose) ------ Zuckerrübe

   Maltose (Malzzucker)   -------- Bier, Gerste

2. Hochmolekulare Kohlenhydrate, ohne süßen Geschmack
   - Polysaccharide (Mehrfachzucker)

   Stärke   ------------------- Getreide, Kartoffeln etc.

   Glykogen   ------------------- Muskel, Leber

3.3 Raffinierter Zucker mindert die Leistungsfähigkeit

Wenn Sie vor dem Training Monosaccharide in Form von weißem Zucker, Traubenzucker, oder Lebensmitteln und Getränken, die diese Zucker enthalten, zu sich nehmen, steigt die Konzentration der Blutglukose rapide an. Unmittelbar danach versucht der Organismus durch ein kompliziertes Zusammenspiel von Hormonen (Insulin, Glukagen, Adrenalin) dem drastischen Blutzuckeranstieg entgegenzuregeln - der Blutzuckerspiegel sinkt stark ab. Abgeschlagenheit und Hungergefühl sind die Folge.

Das von der Bauchspeicheldrüse ausgeschüttete Hormon Insulin beschleunigt zudem die Fettspeicherung - es erleichtert den Fettsäuren das Eindringen in die Körperzellen. Der überschüssige Blutzucker wird unter diesen Bedingungen schnell in Fett verwandelt und in den Fettdepots des Körpers gespeichert (Haas 1985).

Normalerweise versucht der Organismus immer, den Blutzuckerspiegel auf einem konstanten Niveau zu halten, egal ob Sie hungern oder gerade eine umfangreiche Mahlzeit verzehrt haben. Bis auf eine Ausnahme (Fruktose) gehen alle Monosaccharide sehr schnell vom Verdauungstrakt ins Blut über. Einem schnellen Anstieg der Glukosekonzentration im Blut wirkt der Insulin-Blutzucker-Regelkreis in der zuvor genannten Weise entgegen. Lediglich Fruktose wird, obwohl ein Monosaccharid, sehr langsam resorbiert und hat keinen schnellen Blutzuckeranstieg zur Folge. Diabetikern, die unter einem gestörten Insulin-Blutzucker-Regelkreis leiden und Einfachzucker strikt meiden müssen, ist Fruktose erlaubt. Für Sportler, die auf gesüßte Speisen nicht verzichten möchten, ist Fruktose (in Maßen) eine Alternative zum Tafelzucker. Doch Vorsicht: Fruktose hat bis auf den Vorteil der langsamen Resorption alle anderen Nachteile der Monosaccharide. Ein Übermaß kann zu überhöhten Blutfettwerten führen.

Andere Einfachzucker haben in der Sporternährung keine Existenzberechtigung. Vergewissern Sie sich, wenn Sie Nahrungsmittel einkaufen, daß diese keine Einfachzucker enthalten. Meiden Sie mit Glukosesirup gesüßte Fruchtsäfte genauso wie Frühstücksflocken oder Müslimischungen mit Zuckerzusatz. Nehmen Sie den Werbeslogan für Traubenzucker wörtlich und denken Sie daran: Je schneller Sie durch ... aufgebaut werden, desto schneller bauen Sie wenig später wieder ab. Vielen Produkten wird heute aus Marketinggründen ein sportliches und gesundheitsförderndes Image verliehen, daß sich ernährungsphysiologisch nicht begründen läßt.

Raffinierter Zucker enthält keine Vitamine und Mineralien, benötigt aber zu seiner Verstoffwechselung Vit. B1 und das Spurenelement Chrom. Chrom ist Bestandteil von Enzymen, die die Glucosetoleranz verbessern - die Belastbarkeit des Organismus bei Kohlenhydratverzehr wird so gesteigert. Kalium ist das dritte wichtige Element, das raffiniertem Zucker fehlt (Aufstellung mit chrom- und kaliumreichen Nahrungsmitteln im Anhang).

Mono- und Disaccharide sind als Mitverursacher verschiedener Krankheiten ausgemacht. Dies reicht von Adipositas (Fettsucht) bis zur Diabetes (Zuckerkrankheit). Bei verschiedenen Untersuchungen an Menschen, die an Diabetes gestorben waren, ergaben deutliche Parallelen zwischen dem erhöhten Verzehr raffinierten Zuckers und Diabeteshäufigkeit. Weiter wurden erhöhte Blutfett- und Serumcholesterinwerte bei übermäßigem Zuckerverzehr beobachtet. Ratten zeigten im Tierversuch eine signifikante Vermehrung von Fettdepots in der Leber bei kaum erhöhtem Körpergewicht. Eine Verbindung zwischen dem Verzehr isolierter Zucker und Arteriosklerose wird angenommen.

> Meiden Sie weißen, raffinierten Zucker wann immer es geht. Weißer Zucker beeinträchtigt ihre Leistungsfähigkeit, spendet auf denkbar schlechte Weise Energie und läßt ihre Fettdepots wachsen.

Komplexe Kohlenhydrate sind als Energielieferant wesentlich wertvoller, da sie neben gleichmäßiger und langsamer Resorption auch wertvolle Nährstoffe zu bieten haben. Ihre Verwertung zieht keine hohen Insulinausschüttungen nach sich.

3.4 Die Verwertung der Kohlenhydrate im Körper

> Kohlenhydrate werden schon im Mund mit dem Enzym Amylase vermischt. Gründliches Kauen unterstützt die Kohlenhydratverdauung. Die restliche Verwertung erfolgt im Dünndarm, wo die Kohlenhydrate in Form von Glukose durch die Dünndarmwände in den Blutkreislauf aufgenommen werden.

Den besonders günstigen Verlauf der Blutglukose- und Insulinkonzentration beim Verzehr von komplexen Kohlenhydraten zeigt Abbildung 13. Sie stellt den relativen Anstieg der Plasmaglukose und des Insulinspiegels nach Einnahme von einfachen und komplexen Kohlenhydraten gegenüber.

KOHLENHYDRATE

Abbildung 13: *Die Wirkung komplexer Kohlenhydrate und Monosaccharide auf Plasmaglukose (Blutzucker) und Plasmainsulinspiegel*

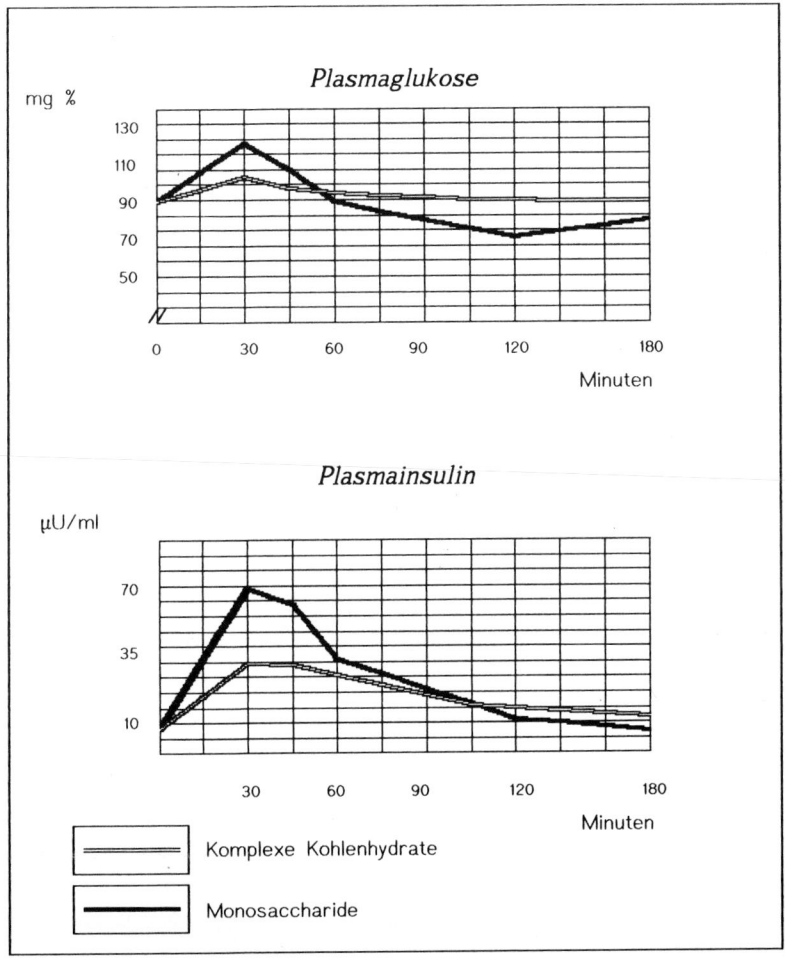

(Werte entnommen: von Koerber/Männle/Leitzmann 1986)

3.5 Der Glykämie-Index

Der Glykämie-Index von Nahrungsmitteln gibt den relativen Blutzuckeranstieg durch den Verzehr verschiedener Kohlenhydrate an. Kohlenhydrate mit einem hohem Glykämie-Index lassen den Blutzuckerspiegel zu rasch ansteigen, was eine Ausschüttung von Insulin und die Entfernung der überschüssigen Blutglukose mit allen bereits erwähnten negativen Folgen nach sich zieht. Nur Nahrungsmittel mit einem niedrigen Glykämie-Index spenden gleichmäßig Energie. Komplexe Kohlenhydrate haben grundsätzlich niedrigere Glykämie-Werte als einfache Kohlenhydrate in Form von Mono- und Disacchariden. Maßstab für die Bewertung ist der Glykämie-Wert von Traubenzucker, der gleich 100% gesetzt wird. Bevorzugen Sie in jedem Fall Nahrungsmittel mit niedrigem Glykämie-Index.

Abbildung 14: *Kohlenhydratquellen mit Glykämie-Index*

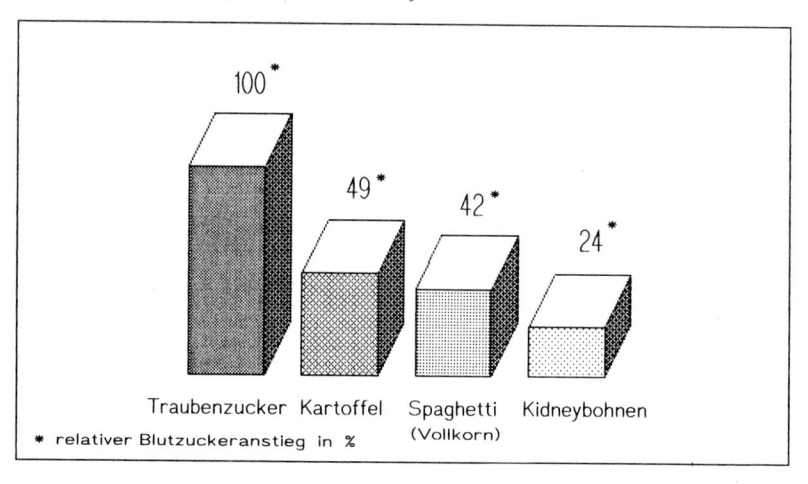

Traubenzucker	Kartoffel	Spaghetti (Vollkorn)	Kidneybohnen
100*	49*	42*	24*

* relativer Blutzuckeranstieg in %

4. Fette

4.1 Die essentielle Fettsäure

Alle Ernährungsratgeber befürworten heute eine reduzierte Fettzufuhr. Neben der großen Energiedichte der Fettsäuren (9 kcal/g) geht eine fettreiche Ernährung mit einer erhöhten Zufuhr freier Radikaler einher. Diese aggressiven Moleküle werden für die Entstehung zahlreicher Krankheiten und für vorzeitige Alterungsprozesse verantwortlich gemacht. Bei Sportlern begünstigen sie das Entstehen von Entzündungen. Eine reduzierte Fettzufuhr ist aus diesen Gründen ratsam, doch eine Mindestmenge an Fettsäuren muß täglich aufgenommen werden, um elementare Stoffwechselfunktionen zu gewährleisten. Als Faustregel: Auf gesättigte Fettsäuren können Sie gut verzichten, bemühen Sie sich aber, mindestens 10g Linolsäure pro Tag zu verzehren.

Die Linolsäure, eine mehrfach ungesättigte Fettsäure, ist für den Menschen essentiell, da sein Körper aus ihr alle andere Fettsäuren synthetisieren kann (früher hielt man auch Acharidonsäure für essentiell). Selbst bei einer Diät sollten Sie auf eine ausreichende Zufuhr von Linolsäure achten - sie kann nicht aus den Fettdepots des Körper gewonnen werden und ist für den Stoffwechsel ebensowichtig wie Vitamine und Mineralien (früher hiessen die essentiellen Fettsäuren deshalb "Vitamin F").

4.2 Funktion der Fette im Körper

> Fett dient als Trägerstoff verschiedener fettlöslicher Vitamine (A, D, E, K), so kann z.B. Beta Karotin nur mit Fett zu Vitamin A synthetisiert werden.

Fett wird als Organfett in Nieren, Herz und Gehirn benötigt.

Subkutanes (Unterhaut-) Fettgewebe dient als Isoliermantel und ermöglicht eine Wärmeregulation.

Frauen benötigen einen gewissen Prozentsatz an Körperfett, der immer höher liegen muß als beim Mann. Wird diese Grenze von Frauen unterschritten (Magersucht oder übertriebene Diäten), so kann es zu ernsthaften Gesundheitsstörungen (Gebärmutterabsenkung, zeitweilige Unfruchtbarkeit etc.) kommen.

Fett kann während sportlicher Belastung nur bei mäßiger Beanspruchung und entsprechender Kondition als Energiequelle genutzt werden. Fett ist chemisch sehr träge und benötigt im Vergleich zu anderen Energiequellen für seine Umwandlung den meisten Sauerstoff. Der Sauerstoffumsatz des Menschen ist jedoch begrenzt. Deshalb kann Fett nur in kleinen Portionen mobilisiert und umgewandelt werden.

4.3 Aufbau der Fette

Die häufigste Erscheinungsform der Fette ist das Triglyzerid. An ein Molekül Glyzerin sind jeweils drei Fettsäuren angehängt.

Abbildung 15: *Modell eines Fettmoleküls*

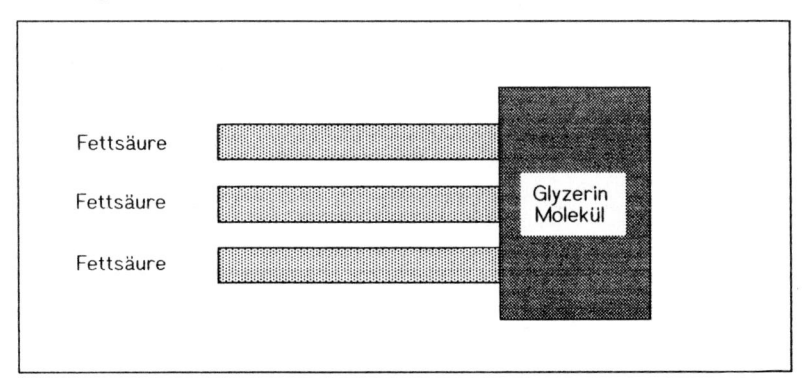

Die Fettsäuren im Fettmolekül lassen sich nach ihrer Molekülkettenlänge (kurz-, mittel-, langkettig) und nach der Anzahl ihrer Doppelbindungen einteilen. Je nach Sättigungsgrad der

FETTE

Doppelbindungen mit Wasserstoffatomen spricht man von gesättigten und ungesättigten Fettsäuren. Diese Fettsäuremuster sind spezifisch für die Erscheinungform des Fetts. Nahrungsfette lassen sich in 4 Gruppen einteilen.

Tabelle 3: *Einteilung der Nahrungsfette*

Konsistenz	Zusammensetzung
fest	hoher Gehalt an gesättigten Fettsäuren (Butter, Kokosfett etc.)
flüssig	hoher Gehalt an 1-fach ungesättigten Fettsäuren (z.B. Olivenöl)
flüssig	hoher Gehalt an 2-fach ungesättigten Fettsäuren (z.B. Distelöl, Sojaöl)
flüssig	hoher Gehalt an 3-fach ungesättigten Fettsäuren (z.B. Fischöle)

4.4 MCTs - die untypischen Fette

Die mittelkettigen Triglyzeride (MCT - Medium Chain Triglycerides) nehmen unter den Fettsäuren eine Sonderstellung ein. Sie unterliegen einem anderen Resorptionsmechanismus. Der Körper kann MCTs ohne fettspaltende Enzyme verwerten. Sie gehen unmittelbar als freie Fettsäuren oder als ungespaltene Triglyzeride ins Blut. MCTs können nicht als Depotfett gespeichert werden und dienen daher nur der Energiegewinnung. Der Körper muß allerdings langsam an MCTs gewöhnt werden, um Nebenwirkungen wie Erbrechen und Kopfschmerz zu vermeiden (Feldheim/

Steinmetz 1986). MCTs senken auch den Cholesterinspiegel. In konzentrierter Form sind sie über den Versandhandel zu beziehen (Anzeigen in Sportfachzeitschriften). Butter enthält mehr als 200 Fettsäuren, darunter auch MCTs. In der Diätetik werden MCTs schon länger bei Patienten mit Fettresorptionsstörungen eingesetzt. Die tägliche MCT-Dosis kann nach längerer Eingewöhnungszeit bei bis zu 150g täglich liegen. MCTs können im Training - ersatzweise für Kohlenhydrate - als schneller Energiespender verwendet werden und die Muskelglykogenvorräte schonen. Auf der anderen Seite können MCTs bei kalorienreduzierten Diäten (etwa vor einem Wettkampf) Energie liefern, die nicht in Fett umgewandelt werden kann.

4.5 Die Verwertung der Fette im Körper

1. Im Dünndarm wird das Fett durch Gallensäure in kleinere Fetttröpfchen aufgeteilt (emulgiert).

2. Fettspaltende Enzyme (Lipasen) zerteilen die Fettröpfchen in Fettsäuren und Glyzerin

3. Nach der Aufnahme in die Dünndarmzellen erfolgt bereits teilweise die Resynthese zu körpereigenen Triglyzeriden.

4. Da Fette und Wasser sich nur schwer mischen lassen, benötigen die Triglyzeride spezielle Transportstoffe wie Proteine, Cholesterine und Phospholipide, die das Fett umhüllen. Durch den Lymphstrom gelangen sie in den Blutkreislauf.

5. Die so umhüllten Fette werden enzymatisch zu Lipoproteinen aufgespalten.

6. Die Lipoproteine werden von der Leber verwertet, umgebaut und wieder als Lipoproteine zu den Körperzellen der Muskulatur oder den Fettdepots transportiert.

FETTE

4.6 Die Nahrungsfette

Zusammensetzung und Verarbeitung der Fette spielen eine wichtige Rolle. Grundsätzlich sind kaltgepreßte Öle und Fette den industriell raffinierten vorzuziehen. In der Nahrungsmittelindustrie verarbeitete Fette werden häufig durch Härtung (gehärtete Margarine und Bratfette) chemisch verändert. Diese Fetthärtung hat Folgen für den Zustand der essentiellen Linolsäure - sie wird umgewandelt zu einem Linolsäure-Isomer (Isomere sind umgewandelte Moleküle, die zwar die gleiche Summenformel wie das Originalmolekül, doch einen anderen räumlichen Aufbau haben). Der Körper erkennt dieses Isomer nicht mehr als Linolsäure. Das Linolsäure-Isomer ist also als essentielle Fettsäure wertlos. Durch die industrielle Raffination von Ölen wird der Gehalt an Vitamin E und Beta Karotin erheblich vermindert.

Gesundheitlich bedenklich ist die Extraktion von Ölen mit organischen Lösungsmitteln, die zu einer höheren Ausbeute führt. Skandale um Lösungsmittelrückstände (PER - Perchloräthylen u. a.) in Speiseölen machen in unregelmäßigen Abständen auf diese fragwürdige Praxis der Ölerzeuger aufmerksam.

Pflanzliche Fette und Öle haben einen höheren Anteil an der mehrfach ungesättigten Linolsäure als tierische Fette, und kein Cholesterin. Zudem enthalten sie Vitamin E, das als Antioxidans die mehrfach ungesättigten Fettsäuren vor Oxidation schützt.

Für den Sportler empfiehlt sich ein kaltgepreßtes Speiseöl pflanzlicher Herkunft. Eine Auswahl der besten Öle finden Sie im Anhang.

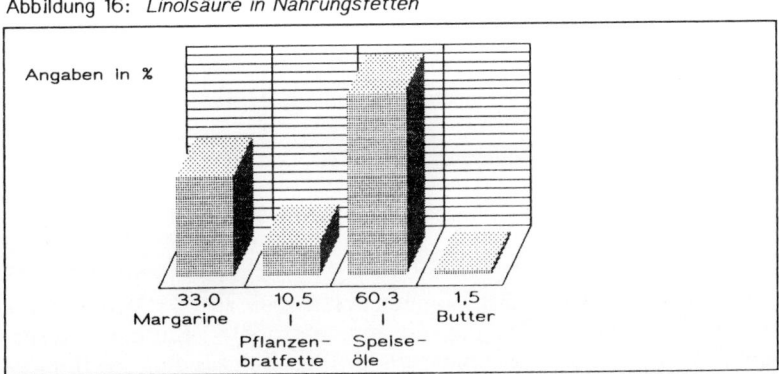

Abbildung 16: *Linolsäure in Nahrungsfetten*

Angaben in %

Margarine	Pflanzen-bratfette	Speise-öle	Butter
33,0	10,5	60,3	1,5

(Werte entnommen: von Koerber/Männle/Leitzmann 1986)

Butter ist in der Vergangenheit zu unrecht in Verruf geraten. Kuhmilch weist eine günstige Fettsammensetzung auf. Obwohl der Gehalt der Butter an Linolsäure relativ gering ist, liefert sie über 200 verschiedene Fettsäuren, unter ihnen MCTs und kurzkettige Fettsäuren, von denen einige fungizide (pilztötende) und antibakterielle Wirkungen zeigen.

Ungesättigte oder mehrfach ungesättigte Fette ohne chemische Behandlung (kaltgepreßt) enthalten die größten Mengen an Linolsäure.

Butter ist wegen der mehr als 200 Fettsäuren unbedingt zu empfehlen.

Schlechte Fette:

Gehärtete pflanzliche und tierische Fette (Bratfette, gehärtete Margarine, Schokoladenüberzugsmassen etc.) sind nicht zu empfehlen. Werden gehärtete Fette in Nahrungsmitteln verwandt, so wird dies oft auf der Verpackung angegeben.

4.7 Cholesterin

Cholesterin zählt zu den Fettbegleitstoffen, die lebenswichtige Aufgaben im Körper erfüllen. Es dient als Hilfsstoff zur Herstellung von:

| Zellmembranen | Sexualhormonen | Vitamin D_3 | Gallensäure |

Im Übermaß zugeführt, kann Cholesterin zur Arteriosklerose (Gefäßverkalkung) beitragen. Bei einem erhöhten Blutcholesterinspiegel lagert sich das Cholesterin an den Zellwänden der Blutge-

FETTE

fäße ab. Die eigentlich Verkalkung der Gefäße beginnt, wenn sich zusätzlich Calcium an den nun unebenen Stellen ansammelt.

Cholesterin wird einerseits im Körper selbst synthetisiert, andererseits mit der Nahrung zugeführt. Das mit der Nahrung zugeführte Cholesterin wird nur zu 25-50% vom Körper aufgenommem. Die Menge des vom Organismus resorbierten Cholesterins verhält sich umgekehrt proportional zur Menge des Nahrungscholesterins - je mehr Cholesterin Sie zuführen, desto weniger wird resorbiert. Denken Sie aber daran, daß Nahrungsmittel wie Eier oder Fleisch neben Cholesterin auch größere Mengen gesättigte Fettsäuren enthalten.

Sollte ihr Blut bereits einen erhöhten Blutcholesterinspiegel aufweisen, meiden Sie Fleisch, Innereien und Eier. Weichen Sie auf pflanzliche Proteinkombinationen aus. Als Faustregel für die Aufnahme von Fetten gilt: Die Menge der ungesättigten Fettsäuren sollte mindestens gleich der Menge der gesättigten Fettsäuren sein. Noch besser sind Verhältnissse von ungesättigten zu gesättigten Fettsäuren von 2 : 1 oder 3 : 1. Wenn Sie sich zudem an die drei folgenden Ratschläge halten, sollte Ihr erhöhter Cholesterinspiegel schnell kein Problem mehr darstellen.

---

1. Verringern Sie die Gesamtmenge an aufgenommenen Fett.

2. Achten Sie auf ausreichend Ballaststoffe

3. Training und körperliche Aktivität erniedrigt den Gesamtcholesterinspiegel.

5. Der Energiebedarf

5.1 Die Bestimmung des Energiebedarfs

Leben ist ein Prozeß, der nur unter andauernder Energiezufuhr möglich ist. Die Ernährung hat daher nicht nur die Aufgabe, Baustoffe bereitzustellen, sie muß ebenfalls genügend Energie für alle anderen Lebensprozesse wie Atmung, Bewegung etc. liefern. Die benötigte Energie entnimmt der Körper den Nahrungsstoffen.

Um Nahrungsmittel nach ihrem Gehalt an Energie zu beurteilen, wird als Maßeinheit Joule oder die immer noch geläufige Kalorie verwendet. Die drei Hauptnährstoffe haben folgenden durchschnittlichen Energiegehalt (auch physiologischer Brennwert genannt):

```
1g Kohlenhydrate = 4,1 kcal
1g Fett          = 9,3 kcal
1g Eiweiß        = 4,1 kcal
```

Ein Beispiel mag den Energiegehalt einer Kilokalorie (kcal) verdeutlichen: Wird eine Langhantel mit einem Gewicht von 100kg genau 10 mal einen Meter angehoben, so müssen 0,24 kcal (oder 1 Kilojoule = kj) an Energie vom Körper abgegeben werden. Da der Mensch nur mit großen Verlusten Energie in Form von Bewegung abgibt, liegt sein Energiebedarf deutlich höher. Er setzt setzt sich folgendermaßen zusammen:

```
Grundumsatz + Leistungsumsatz + Verluste (ca. 10%)
            = Gesamtenergiebedarf
```

1. Grundumsatz:

Alle stetigen Vorgänge in unserem Körper verbrauchen Energie. Das sind u.a. Herztätigkeit, Kreislauf und Atmung. Man bezeichnet den ständigen Energieverbrauch als Grundumsatz. Bei Sportlern kann der Grundumsatz durch verstärkte Regenerationsprozesse erhöht sein.

Zur Berechnung des Grundumsatzes gilt folgende Faustregel:

Grundumsatz pro Tag = Körpergewicht x 24 (Std. pro Tag)

Beispiel für einen 80 kg schweren Mann:

80 kg x 24 = 1920 Kcal

Bei Frauen liegt dieser Umsatz ca. 5-10% niedriger.

2. Leistungsumsatz

Der Leistungsumsatz ist der Energieverbrauch der Muskulatur. Je nach Beanspruchung kann der Energieverbrauch des Muskels enorm ansteigen (bis zum 20-fachen). Trainingsdauer und -intensität bestimmen daher maßgeblich den Gesamtkalorienbedarf.

3. Verluste

Verluste bei der Umwandlung der Nahrung in Energie entstehen zum einen durch Verdauungsverluste im Darm (ca. 10%), zum anderen kann der Körper nicht aus jeder Nahrungskomponente die gleiche Menge ATP erzeugen (Konopka 1985).

Verluste bei der Umwandlung in Energie (ATP) in %/kcal:

Fett: 3%   Kohlenhydrate 6%   Eiweiß 15-20%

ENERGIEBEDARF

Diese Verluste sind in die Berechnung der täglichen Kalorienzufuhr einzubeziehen. Der Gesamtverlust kann je nach Eiweißanteil der Nahrung zwischen 10-15 % liegen. Um 5000 Kalorien zu nutzen, müssen daher 5500-5750 Kalorien aufgenommen werden.

Der Leistungsumsatz hängt stark vom individuellen Training ab. Bei einem Krafttraining mit mittlerer Intensität kann der Kalorienverbrauch pro Stunde zwischen 800-1000 kcal liegen. Durch extremes Training mit sehr hohem Sauerstoffumsatz (sehr schneller Atem) kann der Verbrauch auf bis zu 1200-1500 kcal pro Stunde steigen. Pauschale Kalorienangaben sind fast unmöglich, da der Energiebedarf stark vom persöhnlichen Training abhängt. Durch die Kenntnis der oben aufgeführten energiebeeinflussenden Faktoren aber läßt sich der ungefähre Energiebedarf abschätzen. Man erkennt schnell, daß sich Minimaldiäten mit 800, 900 oder 1200 kcal auf einer ebenso unrealistischen Basis bewegen, wie Kalorienzufuhren von über 8000 Kilokalorien pro Tag. Erfahrungswerte aus der Gewichtheberszene ergeben für Spitzenathleten (80-90 kg Körpergewicht) einen Energiebedarf bis zu 7700 kcal täglich.

5.2 Umsetzung in die Praxis

Die Nahrungsaufnahme wird meistens durch den eigenen Appetit bestimmt. Niemand läuft ständig mit einer Kalorientabelle in der Tasche herum, um seinen täglichen Energieverbrauch festzustellen. Dies ist auch nicht nötig. Komplizierte Verfahren taugen in der Praxis selten. Es gibt aber einfache Grundregeln, um die richtige Kalorienzufuhr zu bestimmen.

---

1. Wiegen Sie sich jeden Morgen (nüchtern), um zu kontrollieren, ob Gewicht verloren oder dazugewonnen wurde. Das Wiegen sollte grundsätzlich Morgens geschehen, da das Körpergewicht tagsüber stark schwanken kann.

2. Zusätzlich sollte regelmäßig der Taillenumfang gemessen werden. Nimmt der Taillenumfang in kurzen Zeitabständen zu, ist dies ein sicheres Indiz für eine zu hohe Kalorienaufnahme.

3. Ein langsames Ansteigen des Körpergewichts - bei regelmäßigem Training - ist ein Zeichen für die richtige Kalorienaufnahme. Muskeln kann man nicht von heute auf morgen aufbauen. Schnelle Gewichtszunahmen sind fast ausschließlich auf Wasserretention und Fettzuwachs zurückzuführen.

5.3 Extra-Kalorien für den Masseaufbau

Der Energiebedarf des Sportlers ist zum einen durch Regenerationsprozesse, zum anderen durch das Training selbst erhöht. Um zusätzlich Muskelmasse aufzubauen, benötigt er Extra-Kalorien. Diese zusätzliche Kalorienmenge ist allerdings deutlich geringer, als Sie zunächst glauben mögen. Muskeln bestehen zu über 70% aus Wasser - Wasser und Salze sind die einzigen Stoffe, die keine Kalorien haben. Ein Kilogramm Muskelgewebe hat nur ca. 1200 Kalorien. Genau diese Kalorienmenge muß der Körper in Form von Kohlenhydraten, Fetten und Eiweiß für den Muskelaufbau aus der Nahrung entnehmen. Verdauungs- und Wärmeverluste müssen natürlich ausgeglichen werden, daher gilt als Faustregel:

700-900 Extra-Kalorien täglich reichen
für stetiges Mukelwachstum

Ist die Kalorienzufuhr zu hoch angesetzt, führt dies nicht zu mehr Muskeln oder Energie, zu sondern zu Fett, das vornehmlich an Bauch und Taille gespeichert wird.

Ist die Kalorienzufuhr hingegen zu niedrig, kann es bei intensivem Training zu Muskelverlusten kommen.

Nur das richtige Plus an Kalorien garantiert Muskelaufbau ohne Zunahme an Körperfett.

6. Ballaststoffe und Wasser

6.1 Ballaststoffe - mehr als eine Verdauungshilfe

Ballaststoffe sind aus der leistungsbetonten Ernährung nicht mehr wegzudenken. Zu den Ballaststoffen rechnet man alle pflanzlichen Stoffe, die nicht vom Körper verdaut werden können. Doch Ballaststoffe begünstigen keineswegs nur eine schnelle Verdauung; sie gewinnen als lebensnotwendige Bestandteile der Nahrung immer mehr an Bedeutung. Mehl aus Vollkorngetreide spielt in der Versorgung mit Ballaststoffen die dominierende Rolle. Gegenüber Auszugsmehlen besitzt es bis zu 85 % mehr Ballaststoffe.

Die günstige Wirkung der Ballaststoffe im Körper:

> Ballaststoffe verlängern den Kauprozeß und somit die Freisetzung von Speichel. Dieses fördert die Vorverdauung des Speisebreis und sorgt für eine bessere Nutzung der Nährstoffe.
>
> Ballaststoffe bewirken eine schnellere Transitzeit der Nahrung im Darm. Ausreichende Mengen an Ballaststoffen vermindern das Risiko, an Dickdarmkrebs zu erkranken.
>
> Ballaststoffe haben eine cholesterinsenkende Wirkung, die vermutlich wirksamer ist als die vermehrte Zufuhr von ungesättigten Fettsäuren.
>
> Bei Zufuhr von Kohlenhydraten verhindern Ballststoffe einen rapiden Anstieg des Blutzuckers und die damit verbundene Insulinausschüttung. Ein gleichmäßiger Anstieg des Blutzuckers sorgt für konstante Energiezufuhr.
>
> Überschüssige Magensäure wird durch Ballaststoffe gebunden und vermindert die Gefahr einer Schleimhautentzündung des Magens.

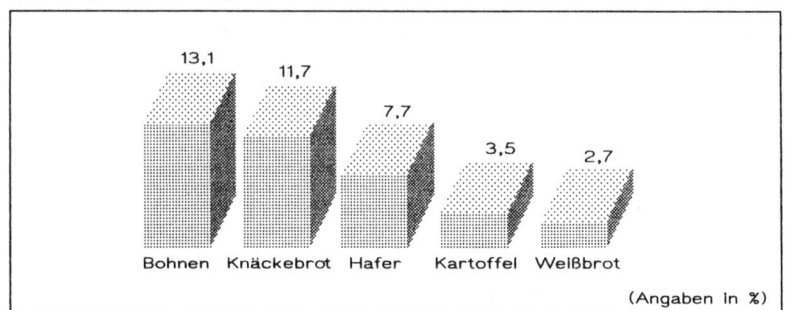

Abbildung 17: *Nahrungsmittel und ihr Gehalt an Ballaststoffen*

Bohnen	Knäckebrot	Hafer	Kartoffel	Weißbrot
13,1	11,7	7,7	3,5	2,7

(Angaben in %)

6.2 Der Wasserhaushalt

Über 60% des Körpergewichts macht allein das Wasser aus. Keine Körperfunktion und kein Organ könnte ohne ausreichende Wasserzufuhr bestehen. Schon nach 1-3% Wasserverlust machen sich Durst und Leistungsabfall deutlich bemerkbar. Bei einem starken und schnellen Wasserverlust ist die Leistungsfähigkeit des Körpers erheblich eingeschränkt. Wasserverlust bedeutet Leistungsverlust. Das Wasser hat im Körper eine regulierende Wirkung: Es transportiert gelöste Nähr- und Abfallstoffe durch die Membranen aller Zellen. Zusätzlich regelt es die Körpertemperatur: Durch erhöhte Muskelarbeit während des Trainings entsteht Hitze, die nach außen abgeführt werden muß.

Da das Verhältnis zwischen Wasser und Mineralien immer konstant sein muß, sollten starke Schweißverluste immer mit Flüssigkeit und Mineralien substituiert (ersetzt) werden. Die Mineralien Kalium und Magnesium gehen mit dem Schweiß verloren, ebenso die Vitamine C und B1. Zum Ausgleich von Flüssigkeitsverlusten während des Trainings werden mit großem Werbeaufwand eine Reihe sogenannter Sportdrinks angeboten. Neben geringen Mengen an Mineralien und Vitaminen enthalten sie vor allem das Monosaccharid Glukose. Schonen Sie ihren Geldbeutel und meiden Sie diese Zuckerdrinks, die Ihrem Körper wenig nutzen. In den USA sind schon seit längerer Zeit Sportdrinks mit komplexen Kohlenhydraten oder Glukosepolymeren (ein künstliches komplexes Kohlenhydrat) im Handel. Hierzulande scheint sich niemand dafür zu interessieren.

ANHANG 1 - PROTEIN

Haferflocken

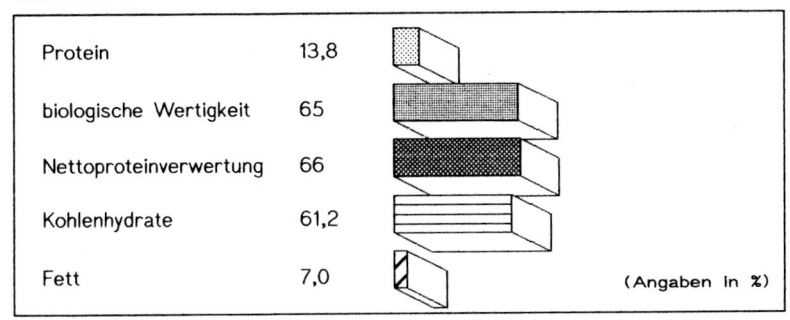

Protein	13,8
biologische Wertigkeit	65
Nettoproteinverwertung	66
Kohlenhydrate	61,2
Fett	7,0

(Angaben in %)

Mineralstoffe			Vitamine			
Kalium mg	Natrium mg	Calcium mg	A µg	B1 mg	B2 mg	B6 mg
360	5	65	--	0,56	0,15	0,16
Eisen mg	Phosphor mg	Magnesium mg	Niacin mg	E mg	Folsäure µg	
5,1	405	139	1,0	1,0	21	

NOVAGENICS

Bohnen (Durchschnittswerte)

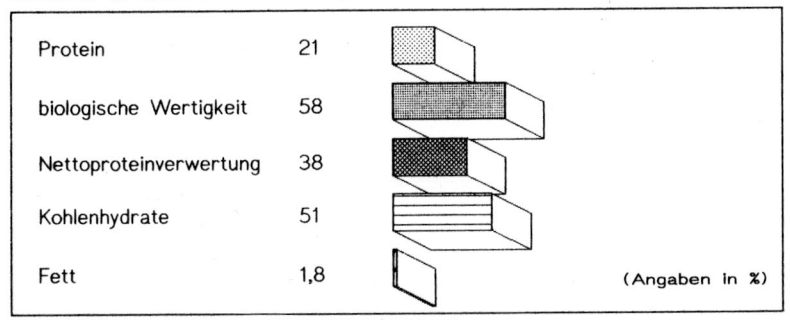

Protein	21
biologische Wertigkeit	58
Nettoproteinverwertung	38
Kohlenhydrate	51
Fett	1,8

(Angaben in %)

Mineralstoffe			Vitamine			
Kalium mg	Natrium mg	Calcium mg	A µg	B1 mg	B2 mg	B6 mg
1064	15,8	85	32	0,54	0,20	0,4
Eisen mg	Phosphor mg	Magnesium mg	Niacin mg	E mg	Folsäure µg	
6,0	393	126	2,2	--	42	

NOVAGENICS

Milch 1,5 %

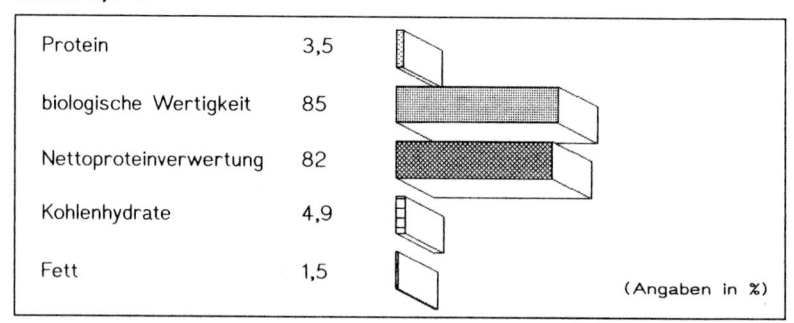

Protein	3,5
biologische Wertigkeit	85
Nettoproteinverwertung	82
Kohlenhydrate	4,9
Fett	1,5

(Angaben in %)

Mineralstoffe			Vitamine			
Kalium mg	Natrium mg	Calcium mg	A µg	B1 mg	B2 mg	B6 mg
161	49	123	13	0,03	0,18	0,05
Eisen mg	Phosphor mg	Magnesium mg	Niacin mg	E mg	Folsäure µg	
0,1	94	12	0,1	--	5	

NOVAGENICS

Roggenbrot

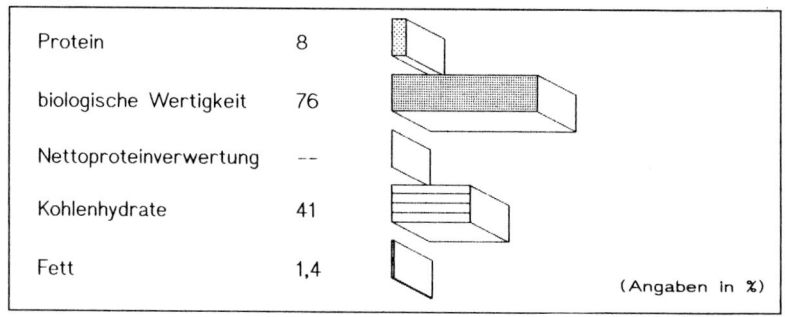

Protein	8
biologische Wertigkeit	76
Nettoproteinverwertung	--
Kohlenhydrate	41
Fett	1,4

(Angaben in %)

Mineralstoffe			Vitamine			
Kalium mg	Natrium mg	Calcium mg	A µg	B1 mg	B2 mg	B6 mg
291	527	43	80	0,18	0,15	0,30
Eisen mg	Phosphor mg	Magnesium mg	Niacin mg	E mg	Folsäure µg	
3,0	220	70	0,6	0,3	9	

NOVAGENICS

ANHANG 1 - PROTEIN 85

Fisch (Durchschnittswerte)

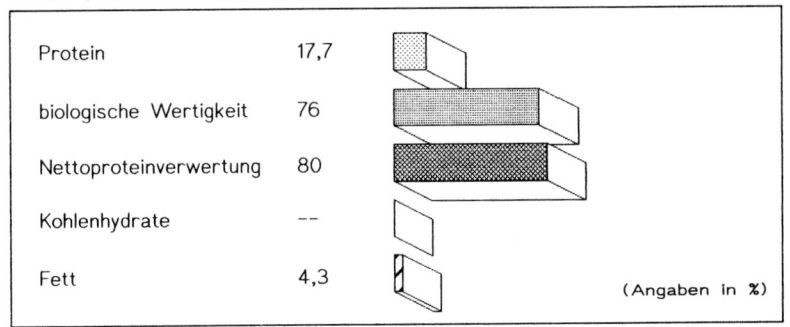

Protein	17,7	
biologische Wertigkeit	76	
Nettoproteinverwertung	80	
Kohlenhydrate	--	
Fett	4,3	(Angaben in %)

Mineralstoffe			Vitamine			
Kalium mg	Natrium mg	Calcium mg	A µg	B1 mg	B2 mg	B6 mg
340	100	31	24	0,1	0.18	0,45
Eisen mg	Phosphor mg	Magnesium mg	Niacin mg	E mg	Folsäure µg	
0,92	213	27,5	4,12	25,4	7	

NOVAGENICS

Vollkornreis

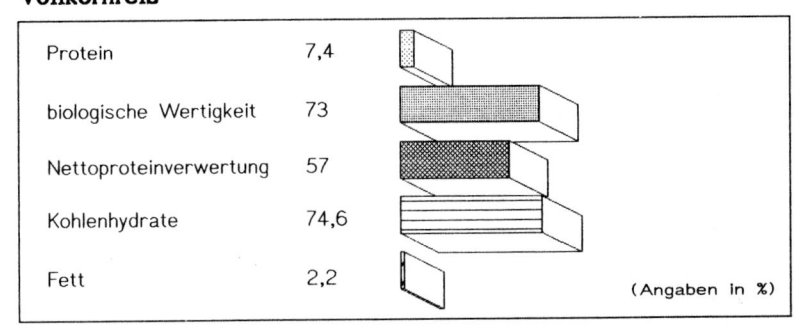

Protein	7,4	
biologische Wertigkeit	73	
Nettoproteinverwertung	57	
Kohlenhydrate	74,6	
Fett	2,2	(Angaben in %)

Mineralstoffe			Vitamine			
Kalium mg	Natrium mg	Calcium mg	A µg	B1 mg	B2 mg	B6 mg
150	10	23	--	0,41	0,09	0,67
Eisen mg	Phosphor mg	Magnesium mg	Niacin mg	E mg	Folsäure µg	
2,6	325	157	5,2	1,2	13	

NOVAGENICS

ANHANG 2 - KOHLENHYDRATE

Anhang 2

Die besten kohlenhydratreichen Nahrungsmittel

Vollkornnudeln

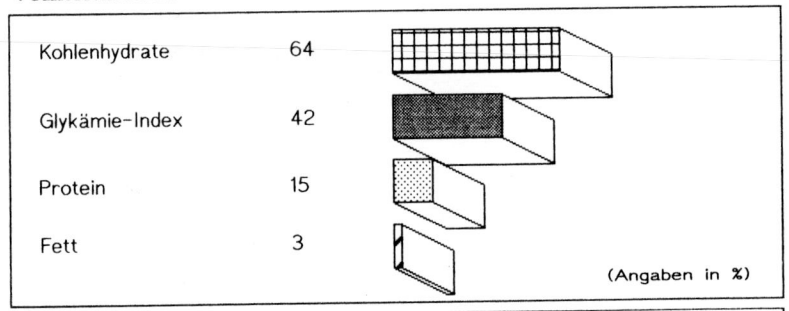

Kohlenhydrate	64
Glykämie-Index	42
Protein	15
Fett	3

(Angaben in %)

Mineralstoffe			Vitamine			
Kalium mg	Natrium mg	Calcium mg	A µg	B1 mg	B2 mg	B6 mg
165	32	25	--	0,31	0,13	0,20
Eisen mg	Phosphor mg	Magnesium mg	Niacin mg	E mg	Folsäure µg	
3,8	172	53	3,1	--	6	

NOVAGENICS

Linsen

Kohlenhydrate	51
Glykämie-Index	29
Protein	23,5
Fett	1,4

(Angaben in %)

Mineralstoffe			Vitamine			
Kalium mg	Natrium mg	Calcium mg	A µg	B1 mg	B2 mg	B6 mg
810	4	74	17	0,43	0,26	0,60
Eisen mg	Phosphor mg	Magnesium mg	Niacin mg	E mg	Folsäure µg	
6,9	412	77	2,2	--	22	

NOVAGENICS

Mais

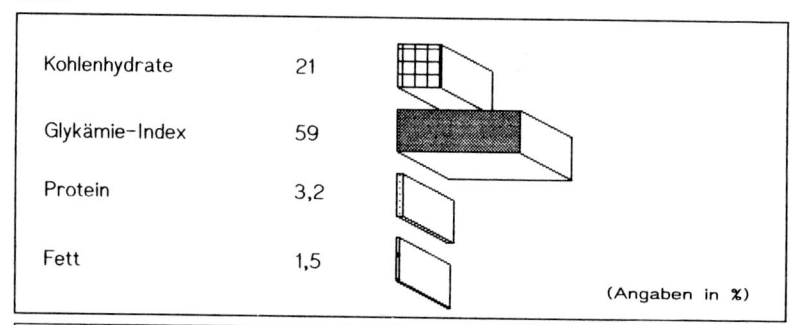

Kohlenhydrate	21
Glykämie-Index	59
Protein	3,2
Fett	1,5

(Angaben in %)

Mineralstoffe			Vitamine			
Kalium mg	Natrium mg	Calcium mg	A µg	B1 mg	B2 mg	B6 mg
230	--	--	--	--	--	--
Eisen mg	Phosphor mg	Magnesium mg	Niacin mg	E mg	Folsäure µg	
--	--	--	--	0,1	16	

NOVAGENICS

ANHANG 2 - KOHLENHYDRATE

Haferflocken

Kohlenhydrate	61,2
Glykämie-Index	49
Protein	13,8
Fett	7,0

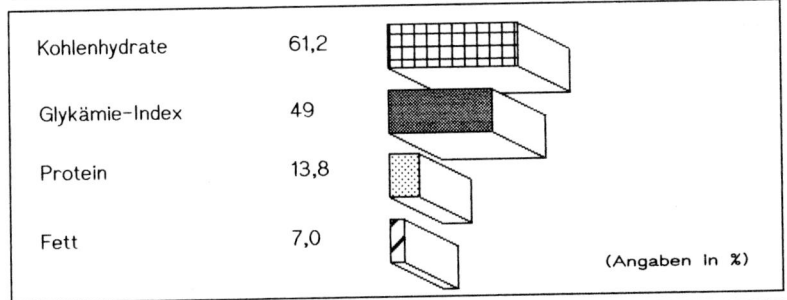

(Angaben in %)

Mineralstoffe			Vitamine			
Kalium mg	Natrium mg	Calcium mg	A µg	B1 mg	B2 mg	B6 mg
360	5	65	--	0,56	0,15	0,16
Eisen mg	Phosphor mg	Magnesium mg	Niacin mg	E mg	Folsäure µg	
5,8	342	129	2,4	1,0	21	

NOVAGENICS

Kartoffel

Kohlenhydrate	15
Glykämie-Index	59
Protein	2,0
Fett	0,1

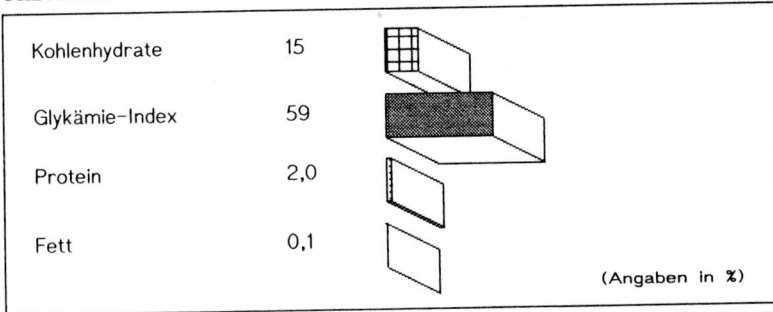

(Angaben in %)

Mineralstoffe			Vitamine			
Kalium mg	Natrium mg	Calcium mg	A µg	B1 mg	B2 mg	B6 mg
443	3	9	2	0,10	0,05	1,2
Eisen mg	Phosphor mg	Magnesium mg	Niacin mg	E mg	Folsäure µg	
1,0	50	25	1,2	0,1	13	

NOVAGENICS

Bohnen (Durchschnittswerte)

Kohlenhydrate	47	
Glykämie-Index	30	
Protein	23	
Fett	4,5	
		(Angaben in %)

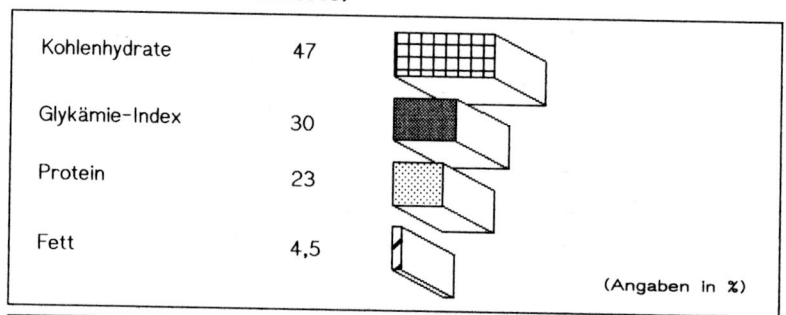

Mineralstoffe			Vitamine			
Kalium mg	Natrium mg	Calcium mg	A µg	B1 mg	B2 mg	B6 mg
1180	14	114	21	0,63	0,22	0,4
Eisen mg	Phosphor mg	Magnesium mg	Niacin mg	E mg	Folsäure µg	
6,5	426	147	13,6	--	36	

NOVAGENICS

Vollkornreis

Kohlenhydrate	75	
Glykämie-Index	59	
Protein	9	
Fett	4	
		(Angaben in %)

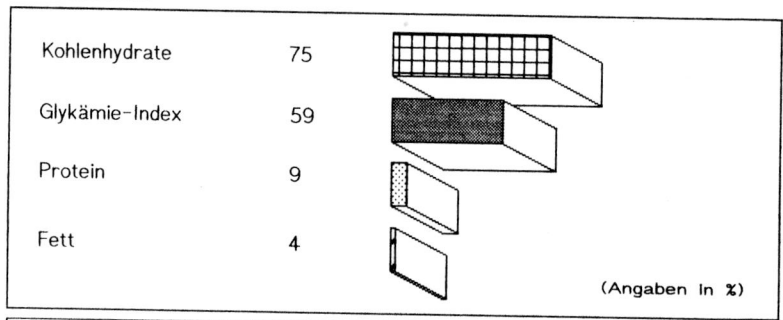

Mineralstoffe			Vitamine			
Kalium mg	Natrium mg	Calcium mg	A µg	B1 mg	B2 mg	B6 mg
150	10	23	--	0,41	0,09	0,67
Eisen mg	Phosphor mg	Magnesium mg	Niacin mg	E mg	Folsäure µg	
2,3	260	100	2,0	--	13	

NOVAGENICS

ANHANG 2 - KOHLENHYDRATE

Vollkornbrot

Kohlenhydrate	
Glykämie-Index	57
Protein	7,5
Fett	1,4

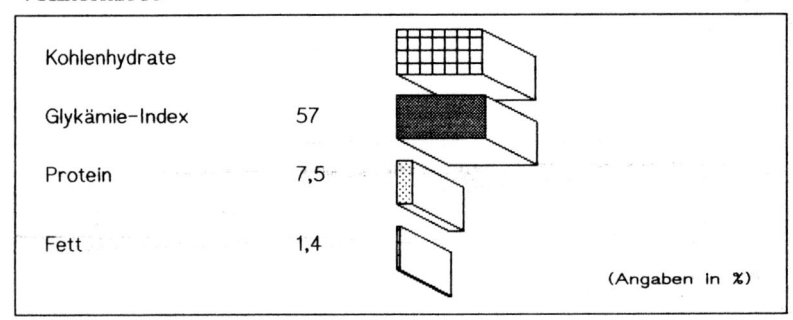

(Angaben in %)

Mineralstoffe			Vitamine			
Kalium mg	Natrium mg	Calcium mg	A µg	B1 mg	B2 mg	B6 mg
290	527	43	80	0,18	0,15	0.30
Eisen mg	Phosphor mg	Magnesium mg	Niacin mg	E mg	Folsäure µg	
3,0	220	70	0,6	0,3	9	

NOVAGENICS

Anhang 3

Die besten Linolsäure-Quellen

Distelöl

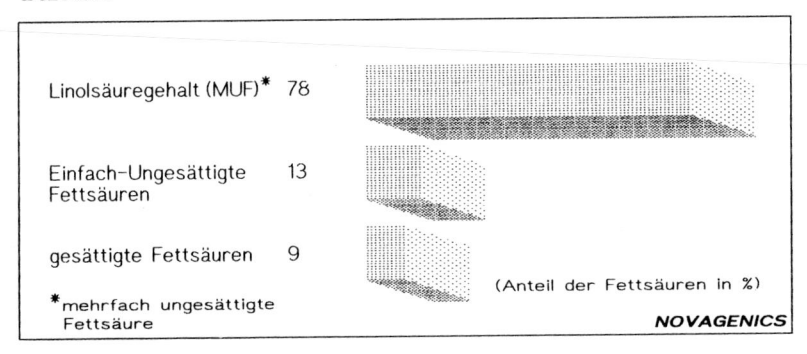

Linolsäuregehalt (MUF)*	78
Einfach-Ungesättigte Fettsäuren	13
gesättigte Fettsäuren	9

*mehrfach ungesättigte Fettsäure

(Anteil der Fettsäuren in %)

NOVAGENICS

Sonnenblumenöl

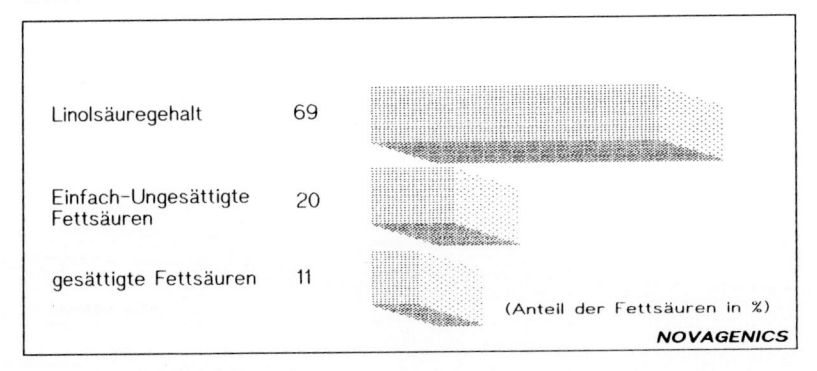

Linolsäuregehalt	69
Einfach-Ungesättigte Fettsäuren	20
gesättigte Fettsäuren	11

(Anteil der Fettsäuren in %)

NOVAGENICS

Sojaöl

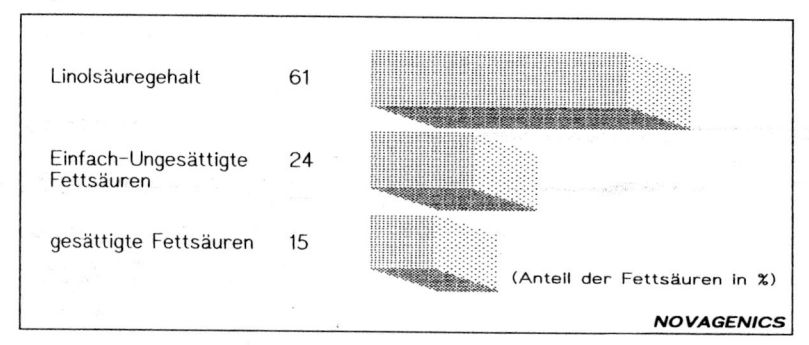

Linolsäuregehalt	61	
Einfach-Ungesättigte Fettsäuren	24	
gesättigte Fettsäuren	15	
		(Anteil der Fettsäuren in %)
		NOVAGENICS

Sesamöl

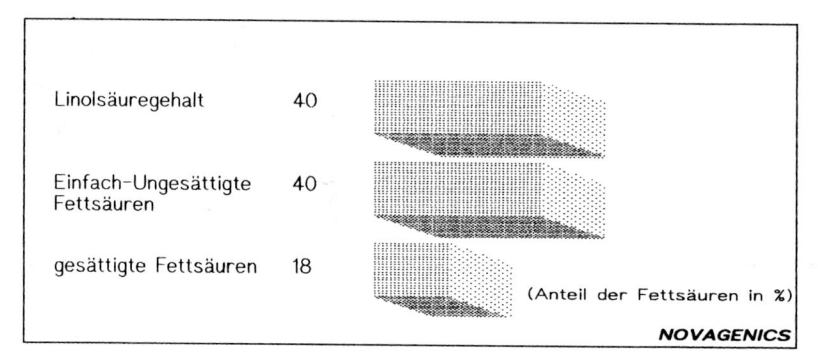

Linolsäuregehalt	40	
Einfach-Ungesättigte Fettsäuren	40	
gesättigte Fettsäuren	18	
		(Anteil der Fettsäuren in %)
		NOVAGENICS

Olivenöl

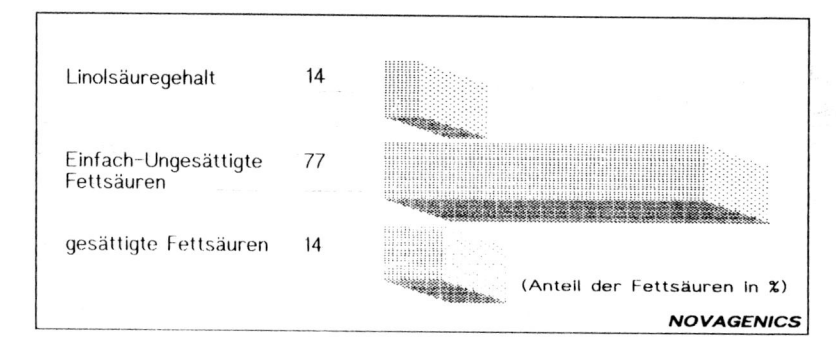

Linolsäuregehalt	14	
Einfach-Ungesättigte Fettsäuren	77	
gesättigte Fettsäuren	14	
		(Anteil der Fettsäuren in %)
		NOVAGENICS

Anhang 4

Lebensmittel mit den höchsten Gehalten an Mineralien und Vitaminen

Calcium

Funktion: Calcium ist zu 99% Bestandteil von Knochen und Zähnen, aktiviert zahlreiche Enzymsysteme, wichtig für die Muskelkontraktion.

Mangelerscheinung: Fortwährender Calciummangel kann zu Osteoporose (Knochenbrüchigkeit) führen. Frauen sind in stärkerem Maße betroffen.

Tagesbedarf: 700-1200mg

Die besten Calcium-Quellen:
(Werte in Milligramm/100g)*

Sesamsamen	1500
Haselnuß	225
Gartenkresse	214
Sojabohnen	254
Milch	118
Buttermilch	110

*Eßbarer Anteil

NOVAGENICS

Zink

Funktion:	Wirkt als Enzymbaustein, wichtiges Antioxidans.
Mangelerscheinung:	Wachstumshormon-Insulin-Regelkreis gestört, Wachstumsstörungen, Störung der Keimdrüsenfunktion.

Zink fördert das Muskelwachstum der schnell kontrahierenden Typ 2-Fasern im Muskel. Bei einer Tagesdosis über 135 mg muß zusätzlich Kupfer substituiert werden, da höhere Zinkzufuhren den Kupferplasmaspiegel senken (McDonald/Keen 1988).

Tagesbedarf: 30-50 mg

Die besten Zink-Quellen:

Vorsicht: Bei Überdosierung toxische Nebenwirkungen möglich !

(Werte in Milligramm /100g)

Weizenkleie	13
Weizenkeime	12
Bierhefe	8
Rinderfilet	5,700
Emmenthaler 45%	4,630
Vollei	1,350

NOVAGENICS

Magnesium

Funktion:	Baustein von mehr als 300 Enzymen, Weiterleitung von Nervenimpulsen, beteiligt am Knochenaufbau.
Mangelerscheinung:	Muskelkrämpfe, Muskelzittern
Tagesbedarf:	bis zu 500 mg

Die besten Magnesium-Quellen auf der folgenden Seite ➡

ANHANG 4 - MINERALIEN UND VITAMINE

Die besten Magnesium-Quellen:
(Werte in Milligramm/100g)

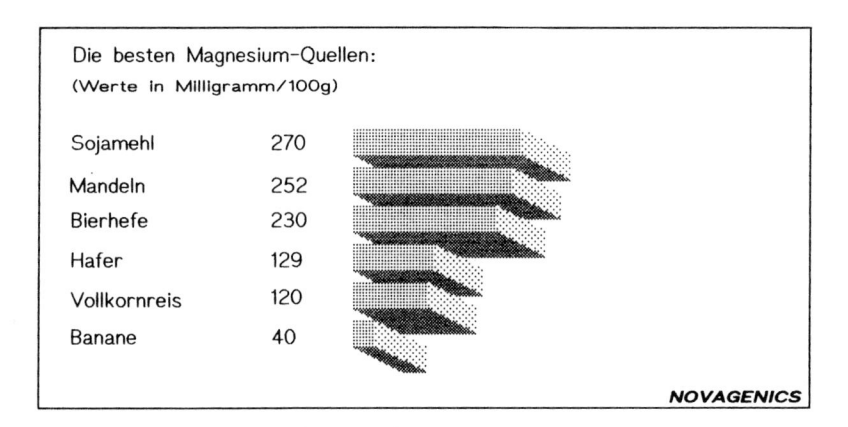

Sojamehl	270
Mandeln	252
Bierhefe	230
Hafer	129
Vollkornreis	120
Banane	40

Kalium

Funktion:	Beteiligt an der Einlagerung von Glykogen in die Muskelzellen, Reizleitung in den Nerven
Mangelerscheinung:	Muskelkrämpfe, Erschöpfung, Kopfschmerz, allgemeiner Leistungsabfall.

Tagesbedarf: 2700-3700 mg

Die besten Kalium-Quellen:
(Werte in Milligramm/100g)

Bierhefe	1400
Sojabohnen	1740
Bohnen	1310
Pfirsich (getrocknet)	1145
Pistazien	970
Banane	382

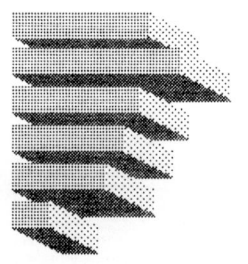

Eisen

Funktion:	Sauerstofftransporter im Blut (Hämoglobin), Bestandteil des Muskelfarbstoffs Myoglobin.
Mangelerscheinung:	Blutarmut (Anämie), leichte Mängel äussern sich in Gesichtsblässe, Lustlosigkeit, Abgespanntheit, Leistungsabfall.
Tagesbedarf:	30 - 40 mg

Die besten Eisen-Quellen:
(Werte in Milligramm/100g)

> Gleichzeitige Vit. C-Zufuhr erhöht die Eisenresorption

Bierhefe	17,5
Hirse	9,0
Sojabohnen	8,6
Weizenkeime	8,0
Sonnenblumenkerne	7,0
Pistazienkerne	7,3

NOVAGENICS

Jod

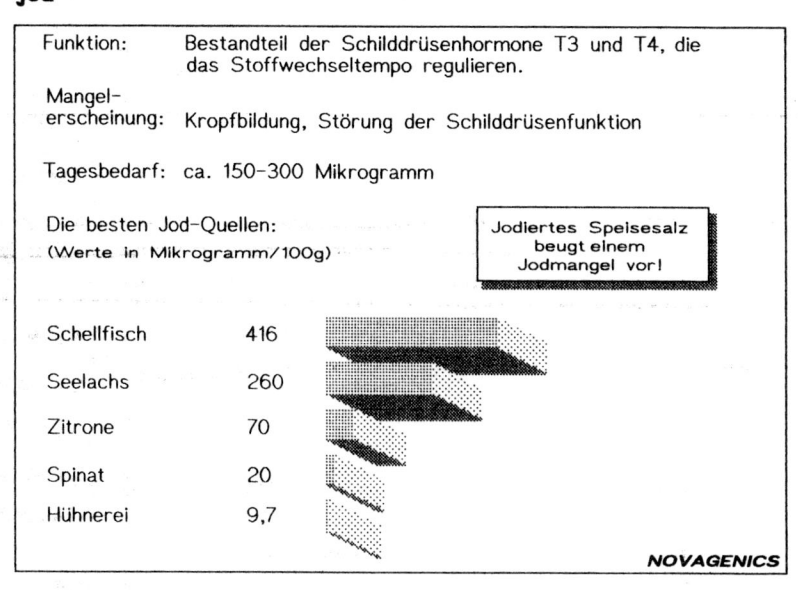

Funktion:	Bestandteil der Schilddrüsenhormone T3 und T4, die das Stoffwechseltempo regulieren.
Mangelerscheinung:	Kropfbildung, Störung der Schilddrüsenfunktion
Tagesbedarf:	ca. 150-300 Mikrogramm

Die besten Jod-Quellen:
(Werte in Mikrogramm/100g)

> Jodiertes Speisesalz beugt einem Jodmangel vor!

Schellfisch	416
Seelachs	260
Zitrone	70
Spinat	20
Hühnerei	9,7

NOVAGENICS

ANHANG 4 - MINERALIEN UND VITAMINE

Selen

Funktion: Beeinflußt die Muskelfunktion, senkt zu hohen Blutdruck, starkes Antioxidans, schützt gegen Schwermetallvergiftungen (Cadmium, Blei).

Mangelerscheinung: nicht bekannt

Tagesbedarf: 100-200 Mikrogramm

Vorsicht: Bei Überdosierung toxische Nebenwirkungen möglich!

Die besten Selen-Quellen:
(Werte in Mikrogramm/100g)

Kokosnuß	810
Thunfisch	130
Weizenvollkornbrot	130
Weizenkeime	110
Vollkornreis	40
Haferflocken	10

NOVAGENICS

Chrom

Funktion: Spielt wichtige Rolle bei der Verwertung von Kohlenhydraten. Chrom ist an der Bildung des Glukose-Toleranz Faktors (GTF) beteiligt.

Mangelerscheinung: Fettsucht, Wachstumsstörungen, Altersdiabetes

Tagesbedarf: ca. 200 Mikrogramm

Vorsicht: Bei Überdosierung toxische Nebenwirkungen möglich!

Die besten Chrom-Quellen:
(Werte in Mikrogramm/100g)

Schwarzer Tee	110
Paranuß	100
Gouda 45% Fett	95
Kakao	60
Weizenvollkornbrot	49
Kartoffel	33

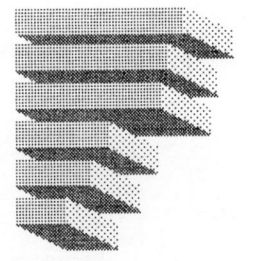

NOVAGENICS

Vitamin A (Retinol)

Funktion:	Unterstützt das Wachstum aller Körperzellen, wichtig für die Funktion der Schleimhäute.
Mangel-erscheinung:	Schwächung des Abwehrsytems
Dosis:	ca. 10.000 I.U.

Die besten Vitamin A-Quellen:
enthalten Vorstufe Beta-Carotin
(Retinol-Äquivalentwerte in Milligramm/100g)

> Beta-Karotin kann nur bei Anwesenheit von Fett in Retinol umgewandelt werden!

Löwenzahnblätter	1333
Petersilie	1207
Möhren	1100
Spinat	816
Weizenkeime	340
Aprikose	298

NOVAGENICS

Vitamin E (Tocopherol)

Funktion:	schützt Körperzellen vor Oxidation, unterstützt die Eiweißsynthese
Mangel-erscheinung:	keine bekannt
Tagesbedarf:	30-500 mg

Die besten Vitamin E-Quellen:
(Tocopherol-Äquivalentwerte in Milligramm/100g,
1 Toc.-Ä. entspricht 1mg Vitamin E).

Leinsamen	57
Sonnenblumenöl	50
Walnußöl	38,8
Haselnuß	26,6
Sojabohnen	13,3
Weizenkeime	12,6

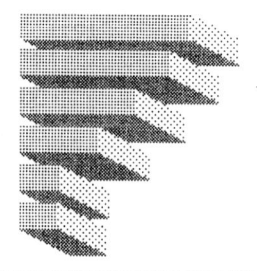

NOVAGENICS

ANHANG 4 - MINERALIEN UND VITAMINE   101

Vitamin B12 (Cobalamin)

Funktion: Trägt mit Folsäure zu Eiweißstoffwechsel und Blutgewinnung bei.

Mangelerscheinung: Anämie (verminderte Anzahl der roten Blutkörperchen), Nervenschmerzen, gestörter Eiweißstoffwechsel

Tagesbedarf: 5 Mikrogramm

Die besten Vitamin B12-Quellen:
(Werte in Mikrogramm/100g)

Camembert	2,65
Rind	2,4
Kalb	1,5
Quark	0,75
Geflügel	0,7
Milch	0,43

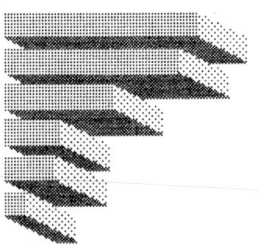

NOVAGENICS

Biotin

Funktion: wirkt als Enzymbestandteil beim Aufbau von Fettsäuren

Mangelerscheinung: Hautentzündungen, graue Hautverfärbung, erhöhter Cholesterinspiegel

Tagesbedarf: 150 - 300 Mikrogramm

> Avidin im rohen Eiklar blockiert die Synthese von Biotin im Darm!

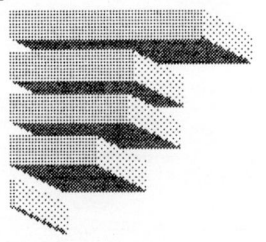

Die besten Biotin-Quellen:
(Werte in Mikrogramm/100g)

Hammel	125
Schwein	80
Kalb	77,5
Rind	55
Milch	3,5

NOVAGENICS

Vitamin B2 (Riboflavin)

Funktion: Wirkt als Enzymbestandteil bei der Energiegewinnung aus Fett, Eiweiß und Kohlenhydraten, wirksam in der Atmungskette.

Mangelerscheinung: Wachstumsstörungen, Risse in den Mundwinkeln, Haut und Schleimhautentzündungen

Tagesbedarf: 15-30mg

Die besten Vitamin B2-Quellen:
(Werte in Milligramm/100g)

Torulahefe	4,0
Bierhefe	0,90
Huhn	0,84
Weizenkeime	0,74
Sojabohnen	0,5
Kakaopulver	0,4

NOVAGENICS

Vitamin B6 (Pyridoxin)

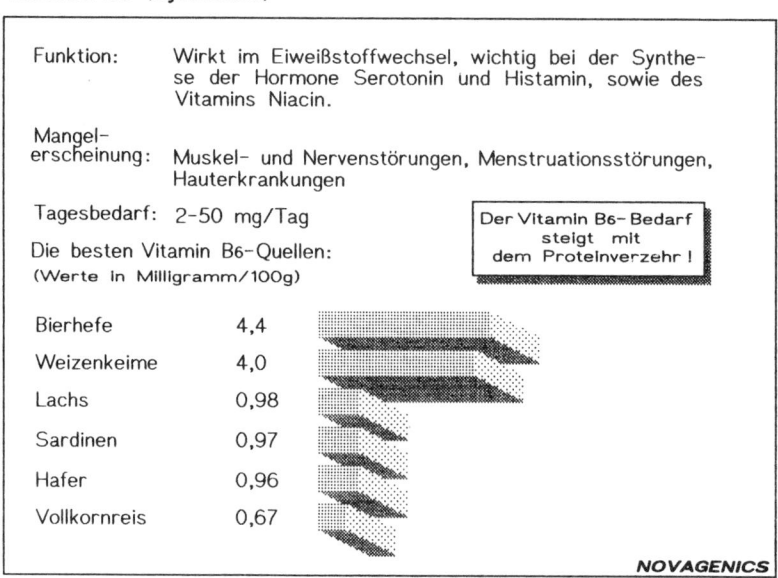

Funktion: Wirkt im Eiweißstoffwechsel, wichtig bei der Synthese der Hormone Serotonin und Histamin, sowie des Vitamins Niacin.

Mangelerscheinung: Muskel- und Nervenstörungen, Menstruationsstörungen, Hauterkrankungen

Tagesbedarf: 2-50 mg/Tag

Die besten Vitamin B6-Quellen:
(Werte in Milligramm/100g)

Der Vitamin B6-Bedarf steigt mit dem Proteinverzehr!

Bierhefe	4,4
Weizenkeime	4,0
Lachs	0,98
Sardinen	0,97
Hafer	0,96
Vollkornreis	0,67

NOVAGENICS

ANHANG 4 - MINERALIEN UND VITAMINE

Vitamin K (Phylloquinon)

Funktion: Beteiligt an der Blutgerinnung

Mangel-
erscheinung: Neigung zu Blutungen

Tagesbedarf: nicht genau bekannt, kann auch im Darm synthetisiert werden.

Die besten Vitamin K-Quellen:
(Werte in Mikrogramm/100g)

Sauerkraut	1540
Rosenkohl	570
Sonnenblumenöl	500
Spinat	350
Weizenkeime	350
Blumenkohl	300

NOVAGENICS

Vitamin B1 (Thiamin)

Funktion: Beteiligt an Kohlenhydratstoffwechsel und Nervenfunktion

Mangeler-
scheinung: Nerventzündungen, Krämpfe, Störungen des Nervensystems

Tagesbedarf: 5-10 mg

Die besten Vitamin B1-Quellen:
(Werte in Milligramm/100g)

Bierhefe	14,0
Weizenkeime	2,0
Sonnenblumenkerne	1,9
Sojabohnen	1,0
Roggenkeime	1,0
Hafer	0.6

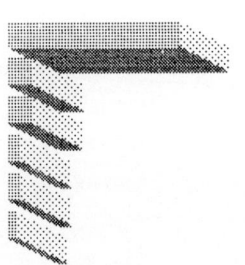

NOVAGENICS

Folsäure

Funktion:	Fördert die Synthese der Aminosäuren Methionin und Cholin, unterstützt mit B12 die Bildung der roten Blutkörperchen
Mangelerscheinung:	Ein Mangel führt zu erheblichem Leistungsabfall, gleichzeitiger Mangel von B12 und Eisen führt zu Blutarmut.

Tagesbedarf: 0,4-0,5 mg

Die besten Folsäure-Quellen:
(Werte in Mikrogramm/100g)

Bierhefe	922
Weizenkeime	271
Weizenkleie	159
Spinat	132
Endivienblätter	116
Brokkoli	103

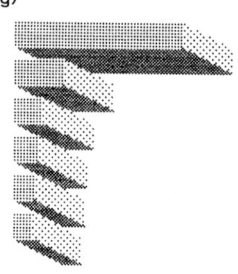

NOVAGENICS

Niacin (Nicotinamid)

Funktion:	Baustein von Enzymen des Energiestoffwechsels.
Mangelerscheinung:	Leistungsabfall, gleichzeitiger länger andauernder Vitamin B2-Mangel verursacht die B-Avitaminose Pellagra (pellis agrea = kranke Haut),

Tagesbedarf: 30 - 40 mg

Die besten Niacin-Quellen:
(Werte in Milligramm/100g)

Speisekleie	17,7
frische Erdnüsse	15,3
Putenbrustfleisch	11,3
Thunfisch	10,8
Lachs	7,1
Rindfleisch	7,1

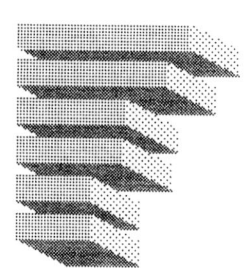

NOVAGENICS

ANHANG 4 - MINERALIEN UND VITAMINE 105

Pantothensäure:

Funktion:	Wirkt mit an der Bildung des Co-Enzym A (spielt eine wesentliche Rolle im Kohlenhydrat- und Fettstoffwechsel). Bei gleichzeitigem Mangel mit anderen B-Vitaminen entsteht die Hautkrankheit Pellagra.

Tagesbedarf: 15-20 mg

Die besten Pantothensäure-Quellen:
(Werte in Milligramm/100g)

Steinpilz	2,7
Champignon	2,0
Wassermelone	1,6
Brokkoli	1,3
Rind	1,1

NOVAGENICS

Vitamin C (Ascorbinsäure)

Funktion:	Zusammen mit den Aminosäuren Lysin und Prolin Bestandteil des Bindegewebes, beteiligt an der Synthese von Steroidhormonen aus Cholesterin
Mangelerscheinung:	Skorbut, Zahnfleischbluten, allgemeiner Leistungsabfall

Tagesbedarf: 500 mg und mehr

Die besten Vitamin C-Quellen:
(Werte in Milligramm/100g)

Acerola (roh)	1500
Hagebutten	1250
Sandornbeeren	450
Sanddornsaft	266
Johannisbeeren	189
Broccoli	110

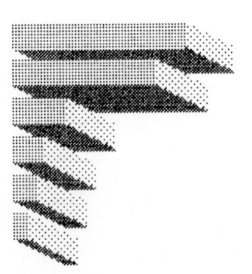

NOVAGENICS

Bibliographie

Zitierte Quellen sind mit einem Sternchen (*) gekennzeichnet:

Auswertungs- und Informationsdienst für Ernährung, Landwirtschaft und Forsten (AID) e.V., Postfach 200 708, Konstantinstr. 124, 5300 Bonn 2

AKERBERG, Katja: Individuelle Ernährungskonzepte für Sportler auf der Grundlage von Haar-Mineralanalysen, in: Leistungssport 5/88

BASS, Clarence: The Lean Advantage, Ripped Enterprises (USA) 1989 (*)

BROUNS, F.J.P.H; SARIS, W.H.M.; ten HOOR, F.: Die Diät des Spitzensportlers - Reicht ihre Nährstoffdichte wirklich aus?, in: Leistungssport 5/88(*)

COLGAN, Michael: Bodybuilders Protein Requirements, in: Muscle & Fitness 10/88 (*)

ELMADFA, I. Prof. Dr.; AIGN, W.; MUSKAT, E. Prof. Dr.; FRITSCHE, D.; CREMER, H.-D. Prof. Dr. med: Die große Nährwert-Tabelle, Gräfe und Unzer Verlag GmbH, München 1990/91

FELDHEIM, Walter Prof. Dr.; STEINMETZ, Ruth Dr. AOR: Ernährungslehre, Verlag W. Kohlhammer, Stuttgart, Berlin, Köln, Mainz 1986 (*)

HAAS, Robert Dr.: Die Dr. Haas Leistungsdiät, BLV-Verlagsgesellschaft, München 1986 (*)

HÄKKINEN, K; KAUHANEN, P.V. Komi: Aerobic, Anaerobic, Assistant Excercises and Weightlifting Performance Capacities in Elite Weightlifters, in: Journal of Sports Medicine and Physical Fitness 27/1987, zitiert nach: Leistungssport 1/88 (*)

HEALTH FOR LIFE: The Human Fuel Handbook, Health For Life (USA) 1988

KONOPKA, Peter Dr.: Sporternährung, BLV Verlagsgesellschaft, München, Wien, Zürich 1985 (*)

KONOPKA, Peter Dr.: Sport - Ernährung - Leistung, erschienen bei Wander GmbH, 6522 Osthofen (*)

von KOERBER, Karl W.; MÄNNLE, Thomas; LEITZMANN, Claus Prof. Dr.: Vollwert-Ernährung, Karl F. Haug Verlag, Heidelberg 1986 (*)

LANGE-ERNST, Maria-E.: Gesund durch Spurenelemente, Goldmann-Verlag, München 1988 (*)

LEHNERTZ, Klaus: Ammoniak und Laktat - Neue Apekte der Trainingssteuerung, in: Leistungssport 5/88

LEIBOLD, Gerhard: Vitamin B, Econ-Verlag GmbH, Düsseldorf 1987

MOUCHBAHANI, Ralph: Vitaminbedarf und -ergänzung im Sport, in: Sporternährung Spezial (Beilage zur Leistungssport 4/88)

PLATZ, Tom; REYNOLDS, Bill: Pro-Style Bodybuilding, Sterling Publishing Co,. Inc., New York 1985 (*)

SCHULKE, Hans-Jürgen: Die Morgentraining-Frühstücksportion, in: Leistungssport 4/88

VOGTMANN, Hartmut: Ökofutter schenkt den Hasen viele Junge, in: Die Welt, 10.02.1990 (*)

Empfehlenswerte Vollwert-Kochbücher:

LEITZMANN, Claus Prof. Dr.; MILLION, Helmut: Mit Lust und Liebe - Vollwertküche für Genießer, Falken-Verlag, Niedernhausen 1988

HASELKAMP, Dorothea: Gesund & Fit durch vernünftige Ernährung, Vehling-Verlag, Köln, Wien, Luzern 1986